中醫古籍整理叢書重刊

黃元御醫集（四）

金匱懸解

清·黃元御 撰

點校 麻瑞亭 孫洽熙 徐淑鳳 蕭芳琴

人民衛生出版社

圖書在版編目（CIP）數據

黃元御醫集．4，金匱懸解/（清）黃元御撰；麻瑞亭等點校．
—北京：人民衛生出版社，2014
（中醫古籍整理叢書重刊）
ISBN 978-7-117-19197-5

Ⅰ.①黃…　Ⅱ.①黃…②麻…　Ⅲ.①中國醫藥學-古籍-中
國-清代②《金匱要略方論》-研究　Ⅳ.①R2-52②R222.39

中國版本圖書館 CIP 數據核字（2014）第 207098 號

人衛智網	www. ipmph. com	醫學教育、學術、考試、健康，
		購書智慧智能綜合服務平臺
人衛官網	www. pmph. com	人衛官方資訊發佈平臺

黃元御醫集（四）　金匱懸解

撰　　者：清·黃元御
點　　校：麻瑞亭　等
出版發行：人民衛生出版社（中繼綫 010-59780011）
地　　址：北京市朝陽區潘家園南裏 19 號
郵　　編：100021
E - mail：pmph @ pmph. com
購書熱綫：010-59787592　010-59787584　010-65264830
印　　刷：三河市宏達印刷有限公司
經　　銷：新華書店
開　　本：850×1168　1/32　　印張：8
字　　數：215 千字
版　　次：2015 年 7 月第 1 版　2024 年 8 月第 1 版第 7 次印刷
標準書號：ISBN 978-7-117-19197-5/R·19198
定　　價：33.00 元
打擊盜版舉報電話：010-59787491　E-mail：WQ @ pmph. com
（凡屬印裝質量問題請與本社市場營銷中心聯繫退換）

《黄元御醫集》共十一種，清代黄元御撰，今分六個分册出版。

　　《黄元御醫集》（一）《素問懸解》（附《校餘偶識》）《素靈微蘊》。

　　《黄元御醫集》（二）《靈樞懸解》《難經懸解》。

　　《黄元御醫集》（三）《傷寒懸解》《傷寒説意》。

　　《黄元御醫集》（四）《金匱懸解》。

　　《黄元御醫集》（五）《四聖心源》《四聖懸樞》。

　　《黄元御醫集》（六）《長沙藥解》《玉楸藥解》。

　　本書爲第四分册，收載有《金匱懸解》一種。

　　《金匱懸解》成書於乾隆十三年戊辰（公元一七四八年），是詮釋《金匱要論方論》之作。黄氏破《金匱要略方論》之舊卷，重新撰次，分藏府經絡、外感、外感雜病、内傷、内傷雜病、外科、婦人等七類，合二十二卷，名曰《金匱懸解》。每類前黄氏撰文述其概略；每節經文後，均予詮釋。釋文深入淺出，扼要精當。鑑於飲食宜忌三卷，有方無論，黄氏未加妄釋，僅作二卷録之，以供學者研讀。

　　黄氏精研中醫典籍凡二十餘年，晚年對《金匱要略方論》進行了系統、深入的剖析，廣搜博采，旁通諸家，相互參校，予以詮釋，評以獨見。芟衍補闕，正其舛錯，增修音釋，發其微蘊，冰釋舊疑，拓開新義。釋文撮要精煉，義理明徹，篇第昭晰，條分縷細。清代馮承熙國學正贊曰：“奥析天人，妙燭幽隱，自越人、仲景後，罕有其論。”本書是學習、研究祖國醫學經典著作難得的參考書，是探討黄元御學術思想的必備書籍。

《中醫古籍整理叢書》是我社 1982 年爲落實中共中央和國務院關於加強古籍整理的指示精神，在衛生部、國家中醫藥管理局領導下，組織全國知名中醫專家和學者，歷經近 10 年時間編撰完成。這是一次新中國成立 60 年以來規模最大、水準最高、品質最好的中醫古籍整理，是中醫理論研究和中醫文獻研究成果的全面總結。本叢書出版後，《神農本草經輯注》獲得國家科技進步三等獎、國家中醫藥管理局科技進步一等獎，《黃帝内經素問校注》《黃帝内經素問語譯》《傷寒論校注》《傷寒論語譯》等分別獲得國家中醫藥管理局科技進步一等獎、二等獎和三等獎。

本次所選整理書目，涵蓋面廣，多爲歷代醫家所推崇，向被尊爲必讀經典著作。特別是在《中醫古籍整理出版規劃》中《黃帝内經素問校注》《傷寒論校注》等重點中醫古籍整理出版，集中反映了當代中醫文獻理論研究成果，具有較高的學術價值，在中醫學術發展的歷史長河中，將佔有重要的歷史地位。

30 年過去了，這些著作一直受到廣大讀者的歡迎，在中醫界產生了很大的影響。他們的著作多成於他們的垂暮之年，是他們畢生孜孜以求、嘔心瀝血研究所得，不僅反映了他們較高的中醫文獻水準，也體現了他們畢生所學和臨床經驗之精華。諸位先賢治學嚴謹，厚積薄發，引用文獻，豐富翔實，訓詁解難，校勘嚴謹，探微索奧，注釋精當，所述按語，彰顯大家功底，是不可多得的傳世之作。

中醫古籍浩如煙海，内容廣博，年代久遠，版本在漫長的歷史流傳中，散佚、缺殘、衍誤等爲古籍的研究整理帶來很大困難。《中醫古籍整理叢書》作爲國家項目，得到了衛生部和國家中醫藥管理局的大力支持，不僅爲組織工作的實施和科研經費的保障提供了有力支援，而且爲珍本、善本版本的調閲、複製、使用等創造了便利條件。因此，本叢書的版本價值和文獻價值隨着時間的推移日益凸顯。爲保持原書原貌，我們只作了版式調整，原繁體字豎排（校注本）現改爲繁體字橫排，以適應讀者閲讀習慣。

由於原版書出版時間已久，圖書市場上今已很難見到，部分著作甚至已成爲中醫讀者的收藏珍品。爲便於讀者研習，我社決定精選部分具有較大影響力的名家名著，編爲《中醫古籍整理叢書重刊》出版，以饗讀者。

人民衛生出版社
二〇一三年三月

出版者的話

　　在浩如烟海的古醫籍中，保存了中國醫藥學精湛的理論和豐富的臨證經驗。爲繼承發揚祖國醫藥學遺産，過去，我社影印、排印出版了一批古醫籍，以應急需。根據中共中央和國務院關於加强古籍整理的指示精神，以及衛生部一九八二年制定的《中醫古籍整理出版規劃》的要求，今後，我社將經過中醫專家、學者和研究人員在最佳版本基礎上整理的古醫籍，做到有計劃、有系統地陸續出版，以滿足廣大讀者和中醫藥人員的需要。

　　這次中醫古籍整理出版，力求保持原書原貌，並注意吸收中醫文史研究的新發現、新考證；有些醫籍經過整理後，在一定程度上可反映出當代學術研究的水平。然而，歷代中醫古籍所涉及的内容是極其廣博的，所跨越的年代也是極其久遠的。由於歷史條件所限，有些醫籍夾雜一些不當之説，或迷信色彩，或現代科學尚不能解釋的内容等，希望讀者以辯證唯物主義的觀點加以分析，正確對待，認真研究，從中吸取精華，以推動中醫學術的進一步發展。

《黃元御醫集》共十一種，清代黃元御撰，今分
六個分册出版。本書爲第四分册，收載有《金匱懸
解》，是詮釋《金匱要略方論》之作，係《四庫全書
總目提要》著録之《黃元御醫書十一種》之五也。

　　《金匱要略方論》簡稱《金匱要略》、《金匱》，原
係《傷寒雜病論》雜病部分。年移代革，歷經兵燹，
多所散佚。雖經晉代王叔和撰次，然歷唐至宋，卷帙
已非原貌。前半部《傷寒》部分十卷尚存，後半部雜
病部分六卷亡佚，迄今未見其書。宋代翰林學士王
洙，偶於館閣蠹簡中得《金匱玉函要略方》三卷，“上
則辨傷寒，中則論雜病，下則載其方，並療婦人”。宋
代孫奇、林億典校是書，以其論傷寒者文多簡略，乃取
雜病以下至飲食禁忌，逐方次於證候之下，又採散在諸
家之方，附於逐篇之末，凡二十五篇，二百六十二方，
分上、中、下三卷，勒成一部，更名曰《金匱方論》，
乃得以世傳，即今之《金匱要略方論》。歷代寶之，自
元迄今，注之者數十家，各有精蘊。

　　黃氏精研《金匱》，廣搜博採，逐一考校訂正，
遂使“幽理玄言，絡驛奔釋”。乃於乾隆十三年戊辰
（公元一七四八年）重新編次，“失次者序之，殘缺
者補之”，探其驪珠，爲藏府經絡、外感、外感雜
病、内傷、内傷雜病、外科、婦人七類，二十二卷，
逐條詮釋，名之曰《金匱懸解》。釋文探奇抉奥，發
仲師微蘊，條分縷析，融會貫通，内容宏富，扼要
精當，真可謂“說必解頤，趣皆炙舌，發智燈於暗

室，渡寶筏於迷津者也"。鑑於飲食禁忌三卷，有方無論，故
"不敢妄釋"。而以"古本所有"，且多係奇驗良方，自當珍視，
故次作雜療方、禽獸魚蟲菓實穀禁忌二卷，録之以供來者研習
應用。

傳世之《金匱懸解》抄本、刻本較多，舉凡乾隆十五年庚午
（公元一七五零年）曆下申士秀之精抄本（以下簡稱申本）、咸豐
十一年辛酉（公元一八六一年）長沙徐樹銘福州刻本（以下簡稱
閩本）、同治七年戊辰（公元一八六八年）江夏彭器之崧毓成都
刻本（以下簡稱蜀本）、同治八年己巳（公元一八六九年）長沙
黃濟重慶刻本（以下簡稱渝本）、光緒二十年甲午（公元一八九
四年）上海圖書集成印書局排印本（以下簡稱集成本），以及公
元一九三四年上海錦章書局之石印本（以下簡稱石印本）等，以
後未再刊刻。其中以申本最爲精善，價值最高。

基於上書諸抄本、刻本，均未點而多未校，彼此之間，亦有
些微出入，現代未排印刊行，傳面不廣，亟待對其進行全面點校
整理，使其成爲較好的通行範本，以資今人研習應用，是乃此次
點校之本意也。

此次點校，《金匱懸解》以申本爲底本，其内容亦不删節，
不改編，以保持本書原貌。並補入宋代孫奇、林億、高保衡《金
匱要略方論原序》，以資窺覓《金匱》之源流梗概。以閩本、蜀
本爲主校本。以集成本、石印本爲旁校本。以《金匱要略方論》
（人民衛生出版社一九五六年影印之明代趙開美刻本、清康熙六
十年辛丑寶綸堂刻本）爲他校本。並參考《重廣補注黃帝内經素
問》（人民衛生出版社一九五六年據唐代王冰注，宋代林億等校，
明代顧從德翻宋刻本影印本）、《靈樞經》（人民衛生出版社一九
五六年據明趙府居敬堂刻本影印本）、《難經集注》（吳人吕廣等
注，明代王九思等輯，商務印書館一九五五年版）及黃氏其他醫
籍等。

上書均全書標點，校勘以對校、本校、他校爲主，酌情運用
理校。具體問題的處理，見以下各點。

（一）凡底本未載之《傷寒》《金匱》原文個別字、詞、句，無關宏旨者，均不補入，亦不出注，以保持本書原貌。係明顯脱漏者，原書不動，出注録以校本之文，以供參正。凡未載之個別段落者，出注録以校本之文，以備參考。

（二）底本中確係明顯因寫刻致誤之錯字、訛字、別字，或筆畫小誤者，如日月混淆、己已巳不分等，均予逕改，不出校記。如係底本錯訛脱衍，需辨明者，則據校本改正或增删，並出校注明。

（三）底本與校本不一，難予肯定何者爲是者，原文不動，出校注明某其義長。

（四）黃氏詮釋中引録他書之文獻，多有删節，或縮寫改動，凡不失原意者，置之不論，以保持本書原貌。

（五）黃氏詮釋、經文中，未注釋之文義古奥難明之字、詞等，則據訓詁專書，出注加以訓釋。

（六）凡屬難字、僻字、異讀字，黃氏詮釋中未注音者，均注音。注音採用直音法，即漢語拼音加同音字。

（七）凡屬古體字、俗字、避諱字（如玄、厤、甯等），均予逕改，不出注或首見出注。

（八）凡屬通假字，原文不動，首見出注説明。

（九）生僻、難明之成語、典故，出注説明其出處。

（十）三書目録均有簡約錯訛之處，故據正文做了增補訂正。

（十一）《金匱懸解》底本（申本）之眉批，不知何人所作，今次整理全部删去。

孫洽熙

西安市中醫醫院　麻瑞亭　主校　徐叔鳳　點校

蕭芳琴

一九八六年三月

目　録

清 · 黄元御 撰

金匱懸解

金匱要略方論原序〔1〕

　　張仲景爲《傷寒雜病論》合十六卷，今世但傳《傷寒論》十卷，雜病未見其書，或於諸家方中，載其一二矣。

　　翰林學士王洙在舘閣日，於蠹簡中得仲景《金匱玉函要略方》三卷。上則辨傷寒，中則論雜病，下則載其方，并療婦人。乃録而傳之士流，才數家耳。嘗以對方對證者施之於人，其效若神。然而或有證而無方，或有方而無證，救疾治病，其有未備。

　　國家詔儒臣校正醫書，臣奇先校定《傷寒論》，次校定《金匱玉函經》，今又校成此書。仍以逐方次於證候之下，使倉卒之際，便於檢用也。又採散在諸家之方，附於逐篇之末，以廣其法。以其傷寒文多節略，故斷自雜病以下，終於飲食禁忌，凡二十五篇，除重復，合二百六十二方。勒成上、中、下三卷，依舊名曰《金匱方論》。

　　臣奇嘗讀《魏志·華佗傳》云："出書一卷曰，此書可以活人"。每觀華佗凡所療病，多尚奇怪，不合聖人之經。臣奇謂：活人者，必仲景之書也。

---

〔1〕　金匱要略方論原序　原脱，據蜀本補。

3

大哉炎農聖法，屬我盛旦！恭惟主上丕[1]承大統，撫育元元[2]，頒行方書，拯濟疾苦，使和氣盈溢，而萬物莫不盡和矣！

太子右贊善大夫臣高保衡

尚書都官員外郎臣孫奇　等謹上

尚書司封郎中充直秘閣校理臣林億

---

〔1〕丕　助詞。無義。《書·康誥》：“惟乃丕顯考文王克明德慎罰。”

〔2〕元元　平民也。《戰國策·秦策》：“制海内，子元元，臣諸候。”

仲景先師，著《金匱玉函要略》一書，垂諸雜病之法，以約言而析玄理。玉楸子神宇天光，自負解者，乃參伍悦[1]研，三載於茲。真宰[2]恍惚，未得其朕[3]。百家諸子之論，率皆過目而冰銷，入耳而瓦解，茲獨驚怖其言，譬猶河漢無極。其義何居[4]？《南華》[5]之奇，《太玄》[6]之奧，可謂諔詭[7]幻怪之至矣，然何至如此之閉結不解也。

　　仲景先師，憂念元元[8]，意濟後來，知其解者，旦暮俟[9]之。千百年來，竟索解人不得，此真

---

〔1〕　悦　《爾雅·釋詁》：“悦，服也。”“服”，習也。《漢書·鼂錯傳》：“服其水土。”

〔2〕　真宰　天爲萬物之主宰，故稱真宰。《莊子·齊物論》：“若有真宰，而特不得其朕。”

〔3〕　朕（zhèn 朕）　徵兆，迹象。《説文》：“疑古以朕爲朕。”閩本作“朕”。《莊子·應帝王》〔注〕：“朕，兆也。”

〔4〕　何居　什麽。居，助詞。《禮·檀弓》：“何居？我未之前聞也。”〔注〕：“居，讀爲姬姓之姬，齊魯之間語助也。”

〔5〕　《南華》　即《莊子》。《唐詩紀事·温庭筠》：“令狐綯曾以舊事訪庭筠，對曰：‘事出《南華》，非僻書也。’”

〔6〕　《太玄》　書名，漢·揚雄撰。

〔7〕　諔詭　怪異。《吕氏春秋·侈樂》：“俶詭殊瑰。”〔注〕：“俶詭亦作諔詭，奇異也。”

〔8〕　元元　平民也。《戰國策·秦策》：“制海内，子元元，臣諸侯。”

〔9〕　俟　閩本、蜀本、集成本、石印本均作“遇”，亦通。

欲廣文通恨事已。

戊辰[1]孟秋，既成《傷寒懸解》，乃復凝思眇慮，入此堅白[2]。心游萬仞，精騖八極，八月末望，又告成功。靈思妙悟，怳恍離披[3]，幽理玄言，往來絡繹[4]。向解《傷寒》，心枯神瘁，幾於白鳳朝飛，綵毫夜去，詎以強弩之末，竟爾羽沒石開[5]，是亦千古之奇也。

蓋揚[6]莊[7]之文，義淺而辭深，《金匱》之書，言顯而理晦，非精於《靈》、《素》之理者，不能解《金匱》之言。昧其理而求其言，是以幽冥而莫睹其原。注《金匱》者，蕙質而蓬心[8]，金口而木舌[9]，是皆今日適越而昔來者也。僕也，身登會稽，親探禹穴[10]，目睹越國江山，知昔日之來者，歧路迷罔，自謂適越而非也。

嗟呼！扁、桑流譽於鍼砭，和、緩蜚聲於方藥，彼豈樂此而爲之！丈夫有志，鬱淪奧渫，胸臆約結，何以爲歡？求爲醫經藥録，啟先聖之玄扃[11]，非第消永日而遣牢思，抑亦康濟斯民之

---

〔1〕　戊辰　指乾隆十三年戊辰，即公元一七四八年。

〔2〕　堅白　即"堅白同異"，戰國趙人公孫龍堅白石之喻。《莊子·天下》："以堅白同異之辯相訾。"

〔3〕　離披　散亂貌。《楚辭·九辯》："白露既下百草兮，奄離披此梧楸。"

〔4〕　往來絡繹　他本均作"絡繹奔會"。

〔5〕　羽沒石開　借"虎石"之典，喻善解此書。《漢書·李廣傳》："廣出獵，見草中石，以爲虎而射之，中石沒矢。視之，石也。"

〔6〕　揚　原作"楊"，據蜀本、集成本改。"揚"，指漢代揚雄。

〔7〕　莊　指莊周。

〔8〕　蕙質而蓬心　"蕙質"，喻女子善良高潔的品性。《漢武帝重見李夫人賦》："髣髴煙光，飄飄蕙質。""蓬心"，喻乳淺未能通達玄理之心。《莊子·逍遙遊》："夫子猶有蓬之心也夫。""蕙質而蓬心"，此喻質如女流，才疏學淺。

〔9〕　金口而木舌　指"木鐸"。木鐸以金爲口，木爲舌，搖振出聲，故曰"金口木舌"。古施政教時，振之以警衆。《論語·八佾》："天將以夫子爲木鐸。"此喻振振有辭。

〔10〕　禹穴　在浙江省紹興縣之會稽山上，傳說爲夏禹葬地。《史記·太史公自序》："二十而南游江淮，上會稽，探禹穴。"

〔11〕　扃（shǎng賞）　《玉篇》："扃，户耳也。"

術也。由是刳心刻意，而書傳焉。下之辭賦詩歌之麗，雕蟲篆刻之工，詹詹小言，閒閒小智，壯夫何心而爲此也。

戊辰八月東萊都昌黃元御撰

慨自俞跗云遥，巫彭既遠，玉版之奇寖失，靈蘭之秘無傳，此膏肓之病，所以難爲，而太和之春，無人更貯也。

　　乃有都昌[1]上士，萊國[2]鴻生，史服經衣[3]，探《八索》《九丘》[4]之奥，仁巢義杖[5]，發三辰五嶽之靈。本良相之心爲良醫，即活人之手而活國，技已精於三折，病不患夫四難。獨念長沙，真集大成之聖，惟兹《金匱》，難期冥悟之人，遂乃妙棄筌蹄[6]，旁搜秘籍。當其探奇抉奥，則志無二格，靈有專門，及乎提要鉤玄，則説必解頤，趣皆炙舌，真所謂發智燈於暗室，渡寶筏於迷津者也。

---

〔1〕　都昌　春秋齊邑。漢爲侯國，俊爲縣。故城在今山東省昌邑縣。

〔2〕　萊國　周國名。今山東省黃縣東南有萊子城，即萊國故都。

〔3〕　史服經衣　"史"，通"使"。《漢書・杜延年傳》集註："史、使，一也。""使"，舉也。《大戴記・衛將軍文子》："有衆使也。""服"，習也。《漢書・鼂錯傳》："服其水土。""衣"，隱也。《白虎通・衣裳》："衣者，隱也，所以隱形。""史服經衣"，攻讀醫經，探賾索奥。

〔4〕　《八索》《九丘》　古書名。《左傳》昭十二年："是能讀三墳、五典、八索、九邱。"杜《注》："皆古書名。"

〔5〕　仁巢義杖　"巢"，高也。見《小爾雅・廣詁》。"杖"，通"丈"。《禮記・曲禮》："席間函丈。"《注》："丈，或爲杖。""丈"，《漢書・律曆志》："丈者，張也。""仁巢義杖"，品行高潔，廣施仁義。

〔6〕　筌蹄　"筌"，捕魚竹器。"蹄"，捕兔具，用以繫兔足。《莊子・外物》："筌者所以在魚，蹄者所以在兔。"

　　嗟乎！當今之世，門檀桐君[1]之術，家傳葛氏之方，求其返正緒於玄都[2]，揚令名於錄籍者鮮矣。得是解而讀之，心花月透，意蕊春開，行見寶餌可以緩童年，妙藥可以駐斜景，豈非囊中之玉律，肘後之金科也歟！

　　僕學迷脈色，每懷橘井蘇公[3]，識闇鍼砭。今識杏林董子[4]，未調九候之則，壯不如人，欲覓千金之方，卿須憐我。製錦裳於雲表，愧乏中郎黃絹之詞，壽金石於人間，快探委宛紫書之秘，聊申揚扢[5]，以附縹緗[6]云爾。

　　　　　　乾隆歲次上章敦牂[7]窩月歷下[8]
　　　　　　申士秀謹序於蓮子湖上之鵲華山房

----

〔1〕 桐君　相傳爲黃帝時醫師，識草木金石性味，定爲三品。舊題桐君《採藥録》《藥性》，係後人僞託。《嚴州府志》：“桐君，黃帝時人，與巫咸同處方餌。”
〔2〕 玄都　神仙所居之處。《枕中書》：“玄都、玉京、七寶山，在大羅山之上，城上七寶宮，宮内七寶臺，有上中下三宮，是盤古真人、元始天尊、太元聖母所治。”
〔3〕 橘井蘇公　漢代蘇仙公成仙前，告其母曰：“明年有疫，可取橘葉井水，以療疫疾。”好事者因傳之。詳見舊題葛洪《神仙傳》。
〔4〕 杏林董子　傳説三國吳人董奉隱居匡山，爲人治病不取錢，但使重病愈者植杏五株，輕者一株。積年愈人無數，得杏樹十餘萬株，蔚然成林。見《神仙傳》。
〔5〕 揚扢（hé gé）　“扢”，《集韻》：“扢，撥引也。”“揚扢”，宏揚也。
〔6〕 縹緗　“縹”，淡青色。“緗”，淺黄色。古用以爲書囊，或爲書衣，俊因以代指書卷。
〔7〕 上章敦牂　“上章”，庚年。《爾雅·釋天》：“（太歲）在庚曰上章。”“敦牂”，午年。《淮南子·天文》：“太陰（太歲）在午，歲名曰敦牂。”“上章敦牂”，即乾隆十五年庚午，公元一七五零年。
〔8〕 歷下　古邑名。春秋戰國齊邑，因城在歷山下，故名。《三齊記》：“歷下城南對歷山，城在山下，故名。”故址在今山東省歷城縣西。

《金匱要略》，張仲景論雜病之書，晉・王叔和編爲二十五篇，二百六十二方，爲醫雜病之祖本。

國朝徐彬有《金匱要略論註》二十四卷，較之元人朱丹溪《金匱鉤玄》，似較明曉。下至趙良《集註》，以及李彣、程林、魏荔彤、尤怡、周揚俊、沈明宗、高世栻、李升璽諸家，各有註釋，皆主一偏之見，未能融貫，以其於《靈》《素》之理不精也。

此書古奧，又係殘篇，錯簡缺文，讀之疑團滿腹，真是千古恨事！

黃氏坤載，於失次者序之，殘缺者補之，掃盡諸家俗説，獨探驪珠[1]。遂使長夜漫漫，復睹智燈龍燭[2]，豈非仲祖之功臣歟！

道光十八年初秋三日便識

---

[1] 驪珠　原意爲寶珠。《莊子・列禦寇》："夫千金之珠，必在九重之淵，而驪龍頷下。"在此借指精藴。

[2] 智燈龍燭　《法言・修身》："智，燭也。"《注》："智如燈燭，可以照察。""龍燭"，太陽也。紇於俞《登天壇山望海日初出賦》："照耀兮驪珠潛吐，曠朗兮龍燭忽生。""智燈龍燭"原意爲智能明察一切事物，如燈燭如陽光之照物，此處引申爲仲景書醫理奧妙無窮，辨證施治如燈燭照物。

10

金匱懸解目録

藏府經絡十六章〔1〕

藏府經絡，隱不可見，然有其外著者焉。若聲臭色脈，若寒熱痛癢，若喜怒愛憎，若便溺飲食，是皆可即顯以知微者，但粗工不解耳。先師張仲景，究天人之際，通神明之德，於藏府經絡之內，示望聞問切之法，是亦長桑見物之神丹，太真燭怪之靈犀也。古聖賢四診玄機，悉在於此，此論不可不熟也。《呂覽》語。

藏府經絡一

問曰：上工治未病，何也？師曰：夫治未病者，見肝之病，知肝傳脾，當先實脾。四季脾王不受邪，即勿補之。中工不曉相傳，見肝之病，不解實脾，惟治肝也。餘藏準此。

五行生剋，肝木剋土，脾土剋水，腎水剋火，心火剋金，肺金剋木。剋其所勝，故以病傳之。見肝之病，知脾土被賊，先實其脾，是謂未病而早醫。土旺四季，其時脾不受邪，即勿補之。中工未曉相傳之義，見肝之病，不解實脾，惟治肝也，是以肝病未已，脾病復起。餘藏準此類推。此引《難經》文〔2〕。

藏府經絡二

問曰：病有急當救裏救表者，何謂也？師曰：病，

---

〔1〕 十六章　原脱，據目錄補。
〔2〕 此引《難經》文　原脱，據閩本補。

金匱懸解卷一

東萊都昌黃元御解

醫下之，續得下利清穀不止，身體疼痛者，急當救裏，後身體疼痛，清便自調者，急當救表也。

此段見《傷寒・太陽篇》，而語稍不同。

傷寒表病，醫誤下之，瀉其脾陽，續得下利清穀不止，而身體疼痛，表證猶在者，表裏俱病，然急當救裏。救裏之後，身體疼痛，表證未解，清便自調，裏證已愈，然後急當救表也。

藏府經絡三

夫病痼疾，加以卒病，當先治其卒病，後乃治其痼疾也。

病有新舊，治有先後，此定法也。

藏府經絡四

問曰：《經》云厥陽獨行，何謂也？師曰：此爲有陽無陰，故稱厥陽。

陽性上行，有陰以吸之，則升極而降，陰性下行，有陽以煦之，則降極而升。有陽無陰，則陽有升而無降，獨行於上，故稱厥陽。

藏府經絡五

問曰：陽病十八，何謂也？師曰：頭痛，項、腰、脊、臂、腳掣痛。陰病十八，何謂也？師曰：咳嗽上氣、喘、噦、咽痛、腸鳴脹滿、心痛[1]拘急。五藏病各有十八，合爲九十病。人又有六微，微有十八病，合爲一百八病。五勞、七傷、六極、婦人三十六病，不在其中。

清邪居上，濁邪居下，大邪中表，小邪中裏，䅽飪之邪，從口入者，宿食也。五邪中人，各有法度，風中於前，寒中於暮，濕傷於下，霧傷於上。風令脈浮，寒令脈急，霧傷皮腠，濕流關節，食傷脾胃，極寒傷經，極熱傷絡。䅽與馨同[2]。

經絡在外爲陽，頭、項、腰、脊、臂、腳六者掣痛，是謂陽

---

〔1〕　痛　原作“痞”，據閩本、本節黃解改。

〔2〕　䅽與馨同　原脱，據蜀本補。

經之六病。陽有三陽[1]，太陽、陽明、少陽三經，一經六病，三六十八，此陽病之十八也。五藏在內爲陰，咳嗽上氣、喘促、噦逆、咽痛、腸鳴脹滿、心痛拘急，是爲陰藏之六病。陰有三陰，太陰、少陰、厥陰三經，一經六病，三六十八，此陰病之十八也。五藏之病，非第各[2]有十八，一藏之病，虛則六氣乘我，實則我乘六氣，合之本氣自病，亦有六條，是爲三六十八。五藏病各有十八，合爲九十病也。人又有六微，《難經》：心脈急甚者，肝邪干心也，心脈微急者，膽邪干小腸也。凡藏邪則甚，府邪則微，故六府之病，謂之六微。一府之病，虛則六氣乘我，實則我乘六氣，合之本氣自病，亦有六條，是爲三六十八。六府病各有十八，合爲一百八病也。此三陽三陰、五藏六府之中於五邪，虛實相乘之大數也。五勞，五藏之勞病，六極，六府之極病，七傷，飲食、憂勞、飢飽[3]、房室、經絡、營衛、氣血[4]之損傷，五勞七傷，解見虛勞。婦人三十六病，解見婦人妊娠、產後、虛勞。皆本內傷，不關外邪，故另當別論，不在其中。

五邪維[5]何？清邪居於上，濁邪居於下，大邪中於表，小邪中於裏，𩞋飪之邪，從口入者，宿食也，是謂五邪。五邪中人，各有一定之法度。風爲大邪，中於身前，多得之日早，寒爲小邪，中於身後，多得之日暮，濕爲濁邪，傷於下焦，霧爲清邪，傷於上部，此五邪中人之部位也。風則令脈浮虛，是謂大邪之中表，寒則令脈緊急，是謂小邪之中裏，霧則傷其皮腠，居於上而中於表，濕則流於關節，居於下而中於裏，食則傷其脾胃，入於口而中於中，此五邪中人之處所也。邪雖有五，不過寒熱二者而已，五邪中人，總之極寒則內傷於經，極熱則外傷於絡也。

---

〔1〕 有三陽　原脫，據閩本、蜀本及下文“陰有三陰”補。
〔2〕 各　原作“合”，據閩本、蜀本改。
〔3〕 飽　原脫，據閩本、蜀本補。
〔4〕 血　原脫，據閩本、蜀本補。
〔5〕 維　《博雅》：“維，係也。”

藏府經絡六

問曰：病人有氣色見於面部，願聞其説。師曰：鼻頭色青，腹中痛，苦冷者死。鼻頭色微黑者，有水氣。色黃者，胸上有寒。色白者，亡血也。設微赤非時者，死。其目正圓者，痙，不治。又色青爲痛，色黑爲勞，色赤爲風[1]，色黃者便難，色鮮明者有留飲。

《靈樞·五閲五使》：脈出於氣口，色見於明堂。《靈樞·五色》：明堂者，鼻也。青爲木色，鼻頭色青，是木邪剋土，當腹中痛。若腹裏苦冷者，則水寒木枯，土敗火熄，於法當死。黑爲水色，鼻頭色微黑者，必有水氣。黃爲土色，鼻雖土位，而實竅於肺，肺位在胸，色黃者，土冷胃逆，傳於肺部，法應胸上有寒也。白爲金色，木藏血而主色，色白者，血亡木枯而金氣乘之，故白而不華，《傷寒·脈法》[2] 所謂面白脫色也。設色見微赤，而非其應見之時者，則死。蓋亡血之家，緣於土敗胃逆，肺金失斂，又見赤色，則火不歸水，逆刑肺金，而吐衄之病，無有止期。是其中氣崩潰，陽根下斷，必主死也。足太陽之脈，起於目之內眥，上巔下項，而行身後。《素問·診要經終論》：太陽之脈，其終也，戴眼，反折，瘛瘲。瘛，急。瘲，緩。痙者，頸項强急，脊背反折，緣太陽之脈屈而不伸也。筋脈急縮，上引目系，開而不闔，故其目正圓，直視不瞬。此太陽之脈終，故不治也。又青爲木色，木枯當衝擊而爲痛。黑爲水色，水寒則虛損而爲勞。黃爲土色，土濕則鬱結而便難。鮮明爲留飲之色，留飲在中，故鮮明而不黯淡也。此望而知之之法也。

藏府經絡七

師曰：病人[3]語聲寂寂然，喜驚呼者，骨節間病。語聲喑喑然不徹者，心膈間病。語聲啾啾然細而長者，頭中病。

《素問·金匱真言論》：東方青色，入通於肝，其病發驚駭。

---

[1] 色赤爲風　原脫，據閩本、蜀本、《金匱要略·藏府經絡先後病脈證》補。
[2] 傷寒·脈法　指《傷寒論·平脈法》。
[3] 病人　原脫，據閩本、蜀本、《金匱要略·藏府經絡先後病脈證》補。

陰陽應象論：在體爲筋，在藏爲肝，在聲爲呼。五藏生成論：諸筋者，皆屬於節。語聲寂寂然，喜忽然驚呼者，肝之聲也，肝主筋，而筋會於節，故爲骨節間病。肺主聲，位在心膈之上，語聲喑喑然不徹者，此心膈間病。肺氣不清，故聲音不亮也。頭痛者，響震則頭鳴而痛劇，故語聲啾啾細長。此頭中之病，不敢高聲語也。此聞而知之之法也。

藏府經絡八

師曰：息搖肩者，心中堅。息引胸中上氣者，咳。息張口短氣者，肺痿唾沫。

喘息搖肩者，心中堅滿，氣無降路，故逆衝而肩搖也。息引胸中上氣者，氣逆，必生咳嗽也。息張口短氣者，肺痿而胸滿，清氣堙塞，常生唾沫也。此亦聞而知之之法也。

藏府經絡九

師曰：吸而微數，此病在中焦，實也，當下之則愈，虛者不治。在上焦者其吸促，在下焦者其吸遠，此皆難治。呼吸動搖振振者，不治[1]。

吸氣微數，此中焦盛實，肺氣不降，下之府清而氣降，則愈矣。若中虛而吸數，此氣敗而根絕，法爲不治。氣逆於上焦者，其吸促，氣陷於下焦者，其吸遠，此皆中氣之敗也，升降失職，最難治也。呼吸動搖振振者，真氣拔根，脫亡不久，此不治也。此亦聞而知之之法也。

藏府經絡十

師曰：五藏病各有所得者愈。五藏病各有所惡，各隨其所不喜者爲病，病者素不應食，而反暴思之，必發熱也。

五藏病各有所得者愈，如肝虛得春而愈，心虛得夏而愈，燥盛得濕而愈，濕盛得燥而愈也。五藏之病，各有所惡，惡則不喜，本其所惡而反得之，則隨其所不喜而爲病，如病者素不應

---

〔1〕 不治　下有夾註"此亦聞而知之之法也"九字，據閩本、蜀本及本卷前後文例刪。

食，是食爲所惡，而反暴思之，是必藏府之發熱也。此問而知之之
法也。

藏府經絡十一

夫諸病在藏，欲攻之，當隨其所得而攻之，如渴者，與豬苓
湯。方在消渴〔1〕。餘皆倣此。

諸病在藏，欲攻下之，當隨其所應得而攻之。如渴者，是內
有濕邪，格其君相之火，上爍肺津，應得豬苓湯，則按法與之
也。餘皆倣此。此亦問而知之之法也。

藏府經絡十二

師曰：寸口脈動者，因其王時而動，假令肝王色青，四時各
隨其色。肝色青而反色白，非其時色脈，皆當病。

寸口脈動者，因其王時而動，如木王於春，則肝脈動，火王
於夏，則心脈動，金王於秋，則肺脈動，水王於冬，則腎脈動，
土王於四季，則脾脈動也。動者，一氣獨旺，鼓動而有力也。脈
既應時，色亦應脈，四時各隨其色。假令肝王，則色應青，而反
色白，是木衰而金賊也。凡色不應脈，皆當病也。此望而知之，切
而知之之法也。

藏府經絡十三

問曰：有未至而至，有至而不至，有至而不去，有至而太
過，何謂也？師曰：冬至之後，甲子夜半，少陽起。少陽之時，
陽始生，天氣溫和。以未得甲子，天因溫和，此爲未至而至也。
以得甲子，而天未溫和，此爲至而不至也。以得甲子，而天大寒
不解，此爲至而不去也。以得甲子，而天溫如盛夏五六月時，此
爲至而太過也。

《難經》：冬至後，得甲子，少陽王。復得甲子，陽明王。復
得甲子，太陽王。復得甲子，太陰王。復得甲子，少陰王。復得
甲子，厥陰王。王各六十日，六六三百六十日，以成一歲，此天
人之所同也。

---

〔1〕 方在消渴　原作經文，據閩本、蜀本改。

五行之序，成功者退，將來者進。冬至之後，甲子之日，夜半之時，少陽初起。少陽之時，一陽始生，天氣漸向溫和，節候之正也。以未得甲子，而天因溫和，來氣太早，此爲未應至而已至也。以得甲子，而天未溫和，來氣太遲，此爲應至而不至也。以旣得甲子，而天大寒不能解，此爲已至而不去也。以方得甲子，而天溫如盛夏五六月時，此爲應至而太過也。此天氣之不正。

天人同氣，人之六氣，隨天之六氣而遞遷，《難經》：少陽之至，乍大乍小，乍短乍長，陽明之至，浮大而短，太陽之至，洪大而長，太陰之至，緊大而長，少陰之至，緊細而微，厥陰之至，沉短而敦。人氣不正，則脈不應時，而太過不及之診見矣。此亦切而知之之法也。

藏府經絡十四

師曰：病人脈浮者在前，其病在表，浮者在後，其病在裏，腰痛背強不能行，必短氣而極也。

寸在前主表，尺在後主裏，病人脈浮者在前，其病在表，浮者在後，其病在裏。表病則腰痛背強不能行，足太陽行身之背，挾脊抵腰而走足也。裏病則短氣而極，手太陰肺主宗氣而行呼吸也。前後俱浮，則表裏兼病，肺之藏與太陽之經氣逆而不降故也。此亦切而知之之法。

藏府經絡十五

問曰：寸口脈沉大而滑，沉則爲實，滑則爲氣，實氣相搏，血氣入藏即死，入府即愈，此爲卒厥，何謂也？師曰：脣口青，身冷，爲入藏即死。如身和，汗自出，爲入府即愈[1]。

寸口脈沉大而滑，沉則爲腎水之實，滑則爲肝木之氣，此緣水寒木陷，鬱而欲升，故見沉滑。實氣相搏，必傷中焦血氣，血氣傷深而入藏即死，傷淺而入府即愈，此爲卒然厥仆。何以辨其入藏入府、或死或愈也？蓋脾竅於口而主肌肉，脣舌者，肌肉之

---

〔1〕 即愈　此下蜀本有"搏，徒官切，音團，《説文》：圜也"小字注文。

本也。脣口青，是土敗而木賊，身冷，是火敗而水旺，此爲藏陰之盛，入藏即死也。如身和，汗出而不冷，此爲府陽之盛，入府即愈也。此亦切而知之之法。

藏府經絡十六

問曰：脈脫入藏則死，入府即愈，何謂也？師曰：非爲一病，百病皆然。譬如浸淫瘡，從口流向四肢者可治，從四肢流來入口者不可治。病在外者可治，入裏者即死。

脈脫者，脈虛脫而不實也。入藏者陰勝，則死，入府者陽復，則愈。凡病在外者傷淺，可治，入裏者傷深，則死。浸淫瘡，解見瘡癰。此亦切而知之之法。所謂四診也。

夫人禀五常，因風氣而生長，風氣雖能生萬物，亦能害萬物，如水能浮舟，亦能覆舟。若五藏元眞通暢，人即安和，客氣邪風，中人多死。千般疢[1]難，不越三條：一者，經絡受邪，入藏府，爲內所因也。二者，四肢九竅，血脈相傳，壅塞不通，爲外[2]皮膚所中也。三者，房室、金刃、蟲獸所傷。以此詳之，病由都盡。

若人能慎養，不令邪風干忤經絡。適中經絡，未流傳府藏，即醫治之。四肢才覺重滯，即導引、吐納、鍼灸、膏摩，勿令九竅閉塞。更能無犯王法、禽獸災傷，房室勿令竭乏，服[3]食節其冷熱苦辛酸甘，不遺形體有衰，病則無由入其腠理。腠者，是三焦通會元眞之處，爲血氣所注，理者，是皮膚藏府之文理也。黃氏無此條，依《要略》本補之，以待考焉[4]。

---

〔1〕疢（chèn 襯）　猶病也。《詩·小雅》："疢如疾首。"《箋》："疢，猶病也。"
〔2〕外　原脫，據蜀本、《金匱要略·藏府經絡先後病脈證》補。
〔3〕服　原作"飲"，諸本均同，據《金匱要略·藏府經絡先後病脈證》改。
〔4〕夫人禀五常……以待考焉　原闕，據閩本、蜀本補。

金匱懸解卷二

東萊都昌黃元御解

〔外感〕〔1〕

五藏風寒積聚二十一章〔2〕

五藏風寒積聚，虛邪之外感，本氣之內傷者也。風雨之邪傷於上，清〔3〕濕之邪傷於下，飲食喜怒之邪傷於中。表邪外襲，裏邪內應，兩虛相逢，留而不去，此積聚所由來也。積者，血多而氣少，《難經》所謂血滯而不濡者也。聚者，氣多而血少，《難經》所謂氣留而不行者也。心病於上，腎病於下，肺病於右，肝病於左，脾病於中。五藏之積聚，各有其部，此三焦所由分也。既成積聚，不得不用消磨，仲景未嘗立法，然大黃䗪蟲、桂枝茯苓、抵當湯丸、鱉甲煎丸、下瘀血湯之類，具載諸篇，審宜而選用之可也。

五藏風寒十九章〔4〕

五藏風寒一

肺中風者，口燥而喘，身運而重，冒而腫脹。

肺主氣，氣化津，肺中風者，風邪在表，肺氣壅阻，是以發喘。氣滯津凝，是以口燥。風鬱勃而外泄，故身體旋運。氣收斂而內閉，故身體遲重。陽

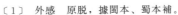

〔1〕 外感　原脫，據閩本、蜀本補。
〔2〕 二十一章　原脫，據目錄補。
〔3〕 清　通“清”，《集韻》：“清，與清同，寒也。”
〔4〕 五藏風寒十九章　原脫，據目錄補。

遏不能外達，故昏冒無覺。氣滯不能四達，故腫脹不消。

五藏風寒二

肺中寒，吐濁涕。

肺主皮毛，寒侵皮毛，裏氣鬱塞，肺無降路，逆衝上竅，清氣淫蒸，則化痰涕。涕少則出於鼻，多則出於口也。

五藏風寒三

肺死藏，浮之虛，按之弱如葱葉，下無根者，死。

肺死藏者，肺之真藏脈也。肺脈浮而濇，蓋金降於水，則脈沉，濇者，將沉而未沉，氣之方收而未藏者也。若浮取之而虛飄，重按之弱如葱葉之空，下無根者，是肺金之衰敗而不降也。此謂真藏脈，真藏見則死。《素問·平人氣象論》：死肺脈來，如物之浮，如風吹毛，曰肺死，玉機真藏論：真肺脈至，大而虛，如以毛羽中人膚，即此義也。

五藏風寒四

肝中風者，頭目瞤，兩脇痛，行常傴，令人嗜甘[1]。

肝爲厥陰風木，肝中風者，木鬱風動，筋脈振搖，故頭目瞤悸。肝脈行於脇肋，經氣壅塞，故兩脇痛楚。筋脈燥急，故行常傴俯。木燥而剋土，土虛則嗜甘，土味甘也。

五藏風寒五

肝中風者，兩臂不舉，舌本燥，喜太息，胸中痛，不得轉側，食則吐而汗出也。

足之三陰，自足走胸，手之三陰，自胸走手，肝中寒者，足之厥陰下陷，手之厥陰上逆。手厥陰之脈，入肘下臂[2]，兩臂無氣，故痿而不舉。《靈樞·經脈》：肝者，筋之合也，筋者，聚於陰器，而脈絡於舌本，木陷風生，故舌本燥。經脈：膽足少陽之經，是動則病口苦，善太息，肝膽同氣，陽盛則怒，陰盛則悲也。肝脈上貫胸膈，風木鬱衝，故胸中痛。厥陰行身之側，經氣

---

〔1〕 嗜甘 此下蜀本有"瞤，儒純切，《說文》：目動。傴，委羽切，《說文》：僂也"小字注文。

〔2〕 手厥陰之脈，入肘下臂 原脫，據蜀本補。

鬱縮，轉側痛生，故不得轉側。脾土被刑，飲食不化，故食則吐逆。食下之時，土困肝鬱，風木疏泄，是以汗出也。

五藏風寒六

肝死藏，浮之弱，按之如索不來，或曲如蛇行者，死。

肝死藏者，肝之真藏脈也。肝脈弦而滑，蓋甲木降於水，而乙木升於火，升於火，則脈浮，滑者，將浮而未浮，氣之方生而未長者也。若浮取之而弱，重按之如索不來，或曲如蛇行者，是肝木之頹敗而不升也。如索不來者，如繩索空懸，輕飄遊移，按之應手而去[1]，不能復來鼓指也。如蛇行者，木暢則直，鬱則曲，一曲一直，鬱而不暢，故狀如蛇行。平人氣象論：死肝脈來，急益勁，如新張弓弦，曰肝死。玉機真藏論：真肝脈至，中外急，如循刀刃責責然，如按琴瑟絃。彼乃肝脈之太過，此則肝脈之不及者也。

五藏風寒七

肝著，其人常欲蹈其胸上，先未苦時，但欲飲熱，旋覆花湯主之。方在婦人雜病。

肝著者，肝氣痹著而不舒也。肝愈鬱而風愈動，風木蕩搖，神魂懸虛，故常欲人蹈其胸上。先未苦時，水寒木燥，故但欲飲熱。旋覆花湯，旋覆、新絳，行血而清風，葱白通經而瀉滯也。

五藏風寒八

心中風者，翕翕發熱，不能起，心中飢，食即[2]嘔吐。

心中風者，火鬱上炎，故翕翕發熱。熱則傷氣，故虛乏不能起身。心液消爍，空洞虛餒，故心中常飢。心火既升，胃氣必逆，緣火不歸水，水寒則土濕故也。胃氣上逆，故食即嘔吐。

五藏風寒九

心中寒者，其人苦病心如噉蒜狀，劇者心痛徹背，背痛徹心，譬如蟲注。其脈浮者，自吐乃愈。

---

〔1〕 而去　原作"而不去"，據閩本、蜀本改。
〔2〕 即　原作"則"，據蜀本、《金匱要略·五藏風寒積聚病脈證并治》、本節黃解改。

金之味辛，心中寒者，火衰不能制金，金反侮火，故心中時作辛味。劇者寒水侮火，故心痛徹背，背痛徹心，譬如蟲注之痛楚也。其脈浮者，寒瘀胸膈，必自吐之乃愈也。

五藏風寒十

心傷者，其人勞倦即頭面赤而下重，心中痛而自煩，發熱，當臍跳，其脈弦，此爲心藏傷所致也。

心爲水傷，心者火也，心傷者，一遇勞倦即火上炎而頭面赤，水下凝而腿足重，寒氣逆衝而心痛，熱氣升鬱而自煩，火上鬱而發熱，木下鬱而臍跳，其脈弦而不能洪，此爲心藏傷於寒水所致也。弦爲肝脈，肝木，心之母，心脈浮洪，木不生火，故心脈當洪而反[1]弦也。

五藏風寒十一

邪入使魂魄不安者，血氣少也。血氣少者屬於心，心氣虛者，其人則畏，合目欲眠，夢遠行而精神離散，魂魄妄行。陰氣衰者爲顛，陽氣衰者爲狂。

《靈樞·本神》：心藏脈，脈舍神，腎藏精，精舍志，肝藏血，血舍魂，肺藏氣，氣舍魄，邪入使魂魄不安者，肝肺之血氣少也。血氣少者屬於心，以血者自陰而之陽，水升而化火則生血，氣者自陽而之陰，火降而化水則生氣，血氣皆原於火，故血氣少者，由於心火之虛也。心氣虛則腎水勝火，腎之志爲恐，緣火盛則神氣升達而爲喜，水盛則神氣淪陷而爲恐，故水勝火者，其人則恐。水寒火敗[2]，則火升而水沉，金逆而木陷，火升水沉，則神飛而精走，金逆木陷，則魄蕩而魂馳，故合目欲眠，夢遠行而精神離散。魂魄妄行，以水火之不濟，金木之不交也。精魄陰也，陰氣衰者，則志迷而爲顛。神魂陽也，陽氣衰者，則神亂而爲狂。

《難經》：重陰則顛，重陽則狂，言與此殊，而實則同也。蓋

---

〔1〕 反　原脱，據閩本、蜀本補。
〔2〕 敗　原作“熄”，據蜀本改。

濁降則爲陰，陰愈盛則愈温，清升則爲陽，陽愈盛則愈涼，故陽
降而爲濁陰，陰升而化清陽。陽清則化神，陰濁則化精，而神根
於精，坎之陽也，水陰而抱陽，故精温而不顛，精根於神，離之
陰也，火陽而含陰，故神清而不狂。狂者君火不降，雖上熱如
爐，實陽虛而非陽盛也，顛者癸水不升，雖下寒如冰，實陰虛而
非陰盛也。

五藏風寒十二

心死藏，浮之實如麻豆，按之益躁〔1〕疾者，死。

心死藏者，心之真藏脈也。心火下降，則心位清虛而不實，
《難經》所謂浮而大散者，心也。若浮取之實如麻豆，重按之益
覺躁疾者，是心火之升炎而不降也。平人氣象論：死心脈來，前
曲後居，如操帶鈎，曰心死，玉機真藏論：真心脈至，堅而搏，
如循薏苡子累累然，即此義也。

五藏風寒十三

腎著之病，其人身體重，腰中冷，如坐水中，形如水狀，反
不渴，小便自利，飲食如故。病屬下焦，身勞汗出，衣〔2〕裹冷
濕，久久得之，腰以下冷痛，腹重如帶五千錢，薑甘苓术湯
主之。

腎著者，腎氣痹著而凝沍也。水盛陰旺，故身體遲重，腰中
寒冷，如坐水中。水漬經絡，故形如水病之狀，似乎浮腫。水旺
土濕，故反不渴。水不在於藏府，故小便自利，飲食如故。其病
在腎，屬於下焦，原因身勞汗出，衣裹沾濡冷濕，冷濕之氣，久
久入腠理而浸經絡，同氣相感，故令腎氣痹著，而成此病。腎位
在腰，自腰以下，陰冷痛楚。土位在腹，水旺侮土，故腹重如帶
五千錢也。薑甘苓术湯，薑、苓，温中而瀉水，术、甘，培土而
去濕也。

---

〔1〕　躁　原作“燥”，據閩本、本節黃解改。
〔2〕　衣　原作“身”，據《金匱要略·五藏風寒積聚病脈證并治》、本篇黃解改。

薑甘苓朮湯一〔1〕

乾薑四兩〔2〕　甘草四兩〔3〕　茯苓四兩　白朮四兩

右四味，以水五升，煮取三升，分溫三服，腰中即溫。

五藏風寒十四

腎死藏，浮之堅，按之亂如轉丸，益下入尺者，死。

腎死藏者，腎之真藏脈也。癸水升於丁火，則水位泮渙而不結，若浮取之而堅，重按之亂如轉丸，益下入尺者，是腎水之下流而不升也。平人氣象論：死腎脈來，發如奪索〔4〕，辟辟如彈石，曰腎死，玉機真藏論：真腎脈至，搏而絕，如指彈石辟辟然，即此義也。

腎無中風、中寒者，心腎同經，心病即腎病也。而腎著之病，即中寒所傷也。

五藏風寒十五

脾中風者〔5〕，翕翕發熱，形如醉人，腹中煩重，皮肉瞤瞤而短氣。

脾爲濕土，脾中風者，濕鬱爲熱，故形如醉人。脾位在腹，故腹中煩重，熱盛則煩，濕盛則重也。土濕則木鬱而風生，故皮肉瞤動〔6〕。脾土鬱滿，肺金莫降，是以短氣。

五藏風寒十六

脾死藏，浮之大堅，按之如覆盆潔潔狀，如搖者，死。

脾死藏者，脾之真藏脈也。己土升於離位，則清氣在上，戊

---

〔1〕　一　原脱，據目錄、閩本、集成本補。

〔2〕　四兩　原作“二兩”，據閩本、蜀本、集成本、《金匱要略·五藏風寒積聚病脈證并治》改。

〔3〕　四兩　原作“二兩”，據改同上。

〔4〕　死腎脈來，發如奪索　原作“死腎脈發，如來奪索”，據閩本、蜀本、《素問·平人氣象論》改。

〔5〕　者　原脱，據閩本、蜀本、《金匱要略·五藏風寒積聚病脈證并治》、本節黃解補。

〔6〕　動　原作“重”，音近之誤，據閩本、蜀本改。

土降於坎中，則濁氣在下。清升濁降，中氣[1]沖和，是以脈見關上，其象爲緩。若浮之大堅，是戊土之壅而不降也。按之如覆盆之鞕潔潔狀，如搖動者，是己土之滯而不升也。脈法：浮爲在表，沉爲在裏。府者裏中之表，故宜浮取，藏者裏中之裏，故宜重按。《傷寒·脈法》所謂數脈見於關上，上下無頭尾，厥厥動搖者是也。平人氣象論：死脾脈來，銳堅如鳥之喙，如鳥之距，曰脾死。玉機真藏論：諸真藏脈見者，皆死不治也。五藏者，皆稟氣於胃，胃者，五藏之本也。藏氣者，不能自致於手太陰，必因於胃氣，乃至於手太陰也，故五藏各以其時，自胃而致於手太陰。邪氣勝者，精氣衰也，病甚者，胃氣不能與之俱至於手太陰，故真藏之氣獨見。獨見者，病勝藏也，故曰死。

五藏風寒十七

問曰：三焦竭部，上焦竭善噫，何謂也？師曰：上焦受中焦氣未和，不能消穀，故爲[2]噫耳。下焦竭，即遺溺失便，其氣不和，不能自禁制。不須治，久則愈[3]。

三焦各有其部，三焦竭部者，三焦竭其本部之氣也。上焦清氣竭，則濁氣上逆而爲噫。緣上焦受氣於中焦，中焦燥濕之氣未和，不能消穀，土氣鬱滿，濁陰不降，故上焦痞悶，而爲噫耳。下焦腎氣虧竭，無以約束便溺，即遺溺而失便。以其陽根升泄，陰孤於下，其中不和，不能自禁制夫二便也。不須治之，久而陽降氣和則愈矣。此寒氣之傷於三焦而內寒者。

五藏風寒十八

師曰：熱在上焦者，因咳爲肺痿。熱在中焦者，則爲堅。熱在下焦者，則尿血，亦令淋閉不通。大腸有寒者，多鶩溏，有熱者，便腸垢。小腸有寒者，其人下重便血，有熱者，必痔。

---

[1]　中氣　原作“氣沖”，據閩本、蜀本改。

[2]　爲　諸本均同。《金匱要略·五藏風寒積聚病脈證并治》作“能”。白雲閣本《傷寒雜病論·傷寒例》作“善”。

[3]　久則愈　此下蜀本有“噫，乙介切，音阨，《説文》：飽食息也。《廣韻》：噫氣。《禮·內則》：不敢噦噫嚏咳”小字注文。

熱在上焦者，因咳嗽而爲肺痿。熱在中焦者，則爲消穀而便堅。熱在下焦者，則爲木陷而尿血，亦令淋閉而不通。緣土濕木陷，鬱生下熱，風木疏泄而水不能藏，則爲尿血。寒水閉藏而木不能泄，則爲淋閉也。此風氣之傷於三焦，而內熱者。若夫大腸有寒者，多如鴨鶩之溏泄，有熱者，脂膏腐爛而便腸垢。小腸有寒者，肝脾濕陷，下重而便血，有熱者，肛門腫結而爲痔。此於下焦之中，分別寒熱。

五藏風寒十九

趺陽脈浮而濇，浮則胃氣強，濇則小便數，浮濇相搏，大便則堅，其脾爲約〔1〕，麻仁丸主之。

趺陽，胃脈，足趺上之衝陽也。陽盛則脈浮，浮則胃氣強壯也。血虛則脈濇，濇則風木疏泄，而小便數也。浮濇相合，土燥水枯，大便則堅，其脾氣爲之約結不舒，而糞如羊矢。麻仁九，麻仁、杏仁，潤燥而滑腸，芍藥、大黃，清風而泄熱，厚朴、枳實，行滯而開結也。此熱在中焦，則爲堅者。

麻仁丸二〔2〕　方見《傷寒》〔3〕。

麻子仁二升　芍藥半斤〔4〕　杏仁一升，熬，別作脂　大黃一斤〔5〕，去皮　厚朴一尺，去皮　枳實一斤〔6〕，炙

右六味，末之，煉蜜和丸，梧子大，飲服十丸，日三服。漸加，以知爲度。

---

〔1〕 其脾爲約　原脫，據閩本、蜀本、本節黃解、《金匱要略·五藏風寒積聚病脈證并治》補。

〔2〕 二　原脫，據目錄補。

〔3〕 方見傷寒　原脫，據目錄補。

〔4〕 半斤　原作“半升”，據閩本、蜀本、《金匱要略·五藏風寒積聚病脈證并治》改。

〔5〕 一斤　原作“一升”、據改同上。

〔6〕 一斤　原作“一升”，據改同上。

積聚 二章〔1〕

積聚二十

問曰：病，有積、有聚、有榖氣，何謂也？師曰：積者，藏病也，終不移。聚者，府病也，發作有時，展轉痛移，爲可治。榖氣者，脇下痛，按之則愈，復發爲榖氣。

病，有積、有聚、有榖氣。積者，五藏之病也，藏爲陰，其性靜，故終不遷移。《難經》：藏病者，止而不移，其病不離其處。聚者，六府之病也，府爲陽，其性動，故發作有時，展轉痛移，此爲可治。《難經》：府病者，仿佛賁響，上下行流，居無常處。榖氣者，穀氣也，水穀不消，中氣鬱滿，木氣抑遏，故脇下作痛，按之鬱開則愈，舉手復發，是爲榖氣。此風寒之傷於藏府，而成積聚者也。

積聚二十一

諸積大法，脈來細而附骨者，乃積也。寸口，積在胸中。微出寸口，積在喉中。關上，積在臍旁。上關上，積在心下。微下關，積在少腹。尺中，積在氣街〔2〕。脈出左，積在左，脈出右，積在右，脈兩出，積在中央，各以其部處之。

診諸積之大法，脈來細〔3〕而附骨者，乃積也。見於寸口，則上而積在胸中。微出寸口，則更上而積在喉中。見於關上，則中而積在臍旁。上於關上，則上而積在心下。微下於關，則下而積在少腹。見於尺中，則下而積在氣街。脈出於左，積在於左，脈出於右，積在於右，脈左右兩出，積在中央，各以其上下左右之部處之。五十六難：肝之積，曰肥氣，在左脇下，如覆杯，有頭足。心之積，曰伏梁，起臍上，大如臂，上至心下。脾之積，曰痞氣，在胃脘，覆大如〔4〕盤。肺之積，曰息賁，在右脇下，

〔1〕 積聚二章 原脱，據目錄補。
〔2〕 氣街 《資生經》："氣街，氣衝穴之別名。"
〔3〕 細 原脱，據閩本、蜀本、本節經文補。
〔4〕 大如 原作"如大"，據閩本、蜀本、《難經·五十六難》乙轉。

覆大如杯。腎之積，曰賁豚，發於少腹，上至心下，若豚狀，或上或下無時。此五積之部也。此就積聚而分三焦之部。

積聚者，風寒之所成也。《靈樞·百病始生》：夫百病之始生也，皆起於風雨寒暑，清[1]濕喜怒。喜怒不節則傷藏，風雨則傷上，清濕則傷下，是謂三部虛邪之中人也。始於皮膚，皮膚緩則腠理開，開則邪從毛髮入，入則抵深，深則毛髮立，毛髮[2]立則淅然，故皮膚痛。留而不去，則傳舍於絡脈，在絡之時，痛於肌肉，其痛之時息，大經乃代。留而不去，傳舍於經，在經之時，洒淅[3]善驚。留而不去，傳舍於腧，在腧之時，六經不通四肢，則肢節痛，腰脊乃强。留而不去，傳舍於伏衝之脈，在伏衝之時，體重身痛。留而不去，傳舍於腸胃，在腸胃之時，賁響腹脹，多寒則腸鳴飧泄，食不化，多熱則溏出麋。留而不去，傳舍於腸胃之外，募原之間，留著於脈，稽留而不去，息而成積。或著孫脈，或著絡脈，或著經脈，或著腧脈，或著於伏衝之脈，或著於脊筋，或著於腸胃之募原，上連於緩筋，邪氣淫泆，不可勝論。

其著孫絡之脈而成積者，其積往來上下。臂手，孫絡之所居也，浮而緩，不能句[4]積而止之，故往來移行腸胃之間，水湊滲注灌，濯濯有音。有寒則腹滿雷引，故時切痛。其著於陽明之經，則挾臍而居，飽食則益大，飢則益小。其著於緩筋也，似陽明之積，飽食則痛，飢則安。其著於腸胃之募原也，痛[5]而外連於緩筋，飽食則安，飢則痛。其著於伏衝之脈者，揣之應手而動[6]，發手則熱氣下於兩股，如湯沃之狀。其著於脊筋，在腸後者，飢則積見，飽則積不見，按之不得。其著於腧之脈者，閉

---

〔1〕　清　通“清”，《集韻》：“清，與清同，寒也。”
〔2〕　毛髮　原脫，據蜀本、《靈樞·百病始生》、《靈樞懸解·百病始生》補。
〔3〕　洒淅　原作“淅洒”，據閩本、蜀本、《靈樞·百病始生》乙轉。
〔4〕　句　原作“勾”，據蜀本、《靈樞·百病始生》改。
〔5〕　痛　原作“病”，據閩本、蜀本，《靈樞·百病始生》改。
〔6〕　動　原作“痛”，據閩本、蜀本，《靈樞·百病始生》改。

塞不通，津液不下，孔竅乾塞。此邪氣之從外入內，從上下也。

積之始生，得寒乃生，厥乃成積也。厥氣生足悗，悗生脛寒，脛寒則血脈凝澀，血脈凝澀則寒氣上入於腸胃，入於腸胃則䐜脹，䐜脹則腸外之汁沫迫聚不得散，日以成積。卒然多食飲則腸滿，起居不節，用力過度，則絡脈傷。陽絡傷則血外溢，血外溢則衄血。陰絡傷則血內溢，血內溢則後血。腸胃之絡傷，則血溢於腸外，腸外有寒，汁沫與血相摶，則并合凝聚不得散，而積成矣。卒然外中於寒，若內傷於憂怒，則氣上逆，氣上逆則六腧不通，溫氣不行，凝血蘊裹至而不散，津液澀滲，著而不去，而積皆成矣。

憂思傷心，重寒傷肺，忿怒傷肝，醉以入房，汗出當風傷脾，用力過度，若入房汗[1]出浴，則傷腎。此內外三部[2]之所以生病者也。風寒積聚之義如此。

---

〔1〕 汗　原脱，諸本均同，據《靈樞·百病始生》《靈樞懸解·百病始生》補。

〔2〕 部　原作“處”，音近之誤，據蜀本、《靈樞·百病始生》、《靈樞懸解·百病始生》改。

〔外感雜病〕[1]

中風歷節 九章[2]

中風歷節之病，皆內傷濕寒，而外感風邪者也。濕寒流關節而傷筋骨，則病歷節，濕寒浸藏府而淫經絡，則病中風。風爲陽邪，其傷在上，濕爲陰邪，其傷在下，中風未嘗不足病，然究竟足輕而手重，歷節則全在足而不在手。蓋中風之家，陽虛濕旺，上下表裏，無處不傷，故手足皆病。歷節之家，中上二焦，猶可支持，寒濕獨甚於下，故足病而手無恙也。

中風之病，仲景未嘗立法，然苓桂术甘、茯苓四逆、八味腎氣之方，皆中風必須之法。即有上熱煩躁之證，而中下濕寒，則無不悉同。上部稍清，即宜大用温燥，不可久服陰藥也。

中風 三章[3]

中風一

夫風之爲病[4]，當半身不遂，或但臂不遂者，此爲痹，脈微[5]而數，中風使然[6]。

---

[1] 外感雜病 原脱，據目錄、閩本、蜀本補。

[2] 九章 原脱，據目錄補。

[3] 中風三章 原脱，據目錄補。

[4] 風之爲病 原作"風家之病"，據閩本、蜀本、《金匱要略·中風歷節病證并治》、本節黃解改。

[5] 微 原作"細"，據閩本、本節黃解改。

[6] 使然 此下蜀本有"痹，必至切，音界，《说文》：濕病也。"小字注文。

風之爲病，或中於左，或中於右，手足偏枯，是謂半身不遂。

其初先覺麻木，麻木者，氣滯而不行也。肺主氣，而血中之溫氣，實爲肺氣之根。右麻者，肺氣之不行。左麻者，肝氣之不行。麻之極，則爲木。氣鬱於經絡之中，阻滯不運，衝於汗孔，簌簌摩寧，狀如亂鍼微刺之象，是謂之麻。久而氣閉不通，肌肉頑廢，痛癢無覺，是謂之木。

《靈樞·決氣》：上焦開發，宣五穀味，熏膚，充身，澤毛，若霧露之溉，是謂氣。物之潤澤，莫過於氣，筋膜之柔而不枯者，氣以煦之，血以濡之也。血隨氣動，氣梗則血瘀，氣血雙阻，筋膜失養，一被外風乘襲，而內風感應，則病偏枯。內風者，厥陰風木之氣也。氣鬱而血凝，血凝而木鬱，風傷衛氣，遏逼營血，木氣愈鬱。木鬱生風，津液耗傷，筋膜焦縮，故病偏枯。

其在經絡，未嘗非燥，而在藏府，則全是濕。緣濕土壅滿，肺金不得降斂，故氣阻而生麻。肝木不得升達，故血鬱而生風。而土濕之由，全因腎水之寒，水寒土濕，此金木埋鬱之原也。

若或但一臂不遂者，此爲痹，非風也。痹者，風寒濕三者，合而痹其血脈也。若脈微而數，則中風使然矣。

風因虛中，是以脈微。風動而不息，是以脈數。風隨八節，而居八方，冬至在北，夏至在南，春分在東，秋分在西，立春東北，立夏東南，立秋西南，立冬西北。《靈樞·九宮八風》：風從其所居之鄉來，爲實風，主生，長養[1]萬物。從其衝後來，爲虛風，傷人者也，主殺，主害，故聖人避風如避矢石焉。其有三虛，而偏中於邪風，則爲擊仆偏枯矣。歲露論：乘年之衰，逢月之空，失時之和，因爲賊風所傷，是謂三虛。

中風二

寸口脈浮而緊，緊則爲寒，浮則爲虛，寒虛相搏，邪在皮膚。浮者血虛，絡脈空虛，賊邪不泄，或左或右，邪氣反緩，正

---

〔1〕 養　原脫，諸本均同，據《靈樞懸解·九宮八風》《靈樞·九宮八風》補。

氣即急，正氣引邪，喎僻不遂。邪在於絡，肌膚不仁。邪在於經，即重不勝。邪入於府，即不識人。邪入於藏，舌即難言，口即吐涎。

寸口脈浮而緊，緊則爲寒，浮則爲虛，寒虛相摶，則邪在皮膚，而病中風。蓋緊者營血之寒，浮者營血之虛。肝木藏血而[1]胎君火，火者，血中温氣之所化也。温氣不足，故營血虛寒，而脈見浮緊。血虛寒盛，則木鬱風動，是以脈浮。

絡脈空虛，一被外風感襲，則内風鬱發，而爲賊邪。賊邪[2]不得外泄，或入於左，或入於右，隨其正氣之偏虛而中之，無一定也。邪氣之所在，氣留而血歸之，氣血去而正歸邪，則邪氣反緩，而正氣即急。正氣緊急，而引其邪氣，則邪處之筋長，正處之筋短，鼻口喎僻而不遂，《素問·繆刺論》：邪中於經，左盛則右病，右盛則左病是也。

邪氣淺在於絡，即肌膚痹著而不仁。邪氣次在於經，即身體遲重而不勝。邪氣内入於府，則胃土上逆，濁氣熏蒸，化生痰涎，堵塞心竅，即昏憒不能識人。邪氣内入於藏，則脾土下陷，筋脈緊急，牽引舌本，即蹇澀不能言語[3]。太陰脾脈，上連舌本。脾敗不能攝涎，即口角涎流。府邪必歸於胃，藏邪必歸於脾，以胃敗而後邪侵於府，脾敗而後邪侵於藏也。中風之病，由於土濕，土濕則木鬱而風動。以風木而賊濕土，胃逆則神迷，脾陷則言掘，是皆中氣之敗也。

中風三

寸口脈遲而緩，遲則爲寒，緩則爲虛，營緩則爲血亡，衛[4]緩則爲中風。邪氣中經，則身癢而癮疹。心氣不足，邪氣入中，即胸滿而短氣。

寸口脈遲而緩，遲則爲氣血之寒，緩則爲營衛之虛，營緩則

---

〔1〕　而　原脱，據閩本、蜀本補。
〔2〕　賊邪　原脱，諸本均同，據本節經文、本解上下文義補。
〔3〕　言語　原作“語言”，據閩本、蜀本乙轉。
〔4〕　衛　原作“胃”，據閩本、蜀本改。下逕改。

爲裏虛而亡血，衛緩則爲表虛而中風。邪氣中於經絡，風以泄之，而衛氣愈斂，閉遏營血，不得外達，則身癢而生癮疹。癢者，氣欲行而血[1]不行也。血鬱爲熱，發於汗孔之外，則成紅斑。衛氣外斂，不能透發，斑點隱見於皮膚之內，是爲癮疹。營氣幽鬱，不得暢泄，是以身癢。若心氣不足，邪氣乘虛而入中，壅遏宗氣，則胸膈脹滿而短氣不舒也。

歷節六章[2]

歷節一

寸口脈沉而弱，沉即主骨，弱即主筋，沉即爲腎，弱即爲肝。汗出入水中，如水傷心，歷節痛，黃汗出，故曰歷節。

寸口脈沉而弱，腎主骨而脈沉，故沉即主骨，肝主筋而脈弱，故弱即主筋。沉即爲腎，骨屬於腎也。弱即爲肝，筋屬於肝也。此緣汗出而入水中，如使水傷心氣，則水邪隨脈而注筋骨，以心主脈也。筋骨既傷，則歷節作痛，以諸筋皆屬於骨節，而濕邪傳流於關節也。濕蒸皮毛，黃汗乃出，緣脾主肌肉，其色爲黃，濕漬肌肉，木氣不達，木主五色，入土化黃也。

歷節二

趺陽脈浮而滑，滑則穀氣實，浮則自汗出。少陰脈浮而弱，弱則血不足，浮則爲風。風血相搏，即疼痛如掣。

趺陽脈浮而滑，滑則陽盛而穀氣實，浮則氣蒸而自汗出。少陰[3]脈浮而弱，弱則爲營血之不足，浮則爲風邪之外中。風邪與血虛相合，即筋骨疼痛如掣。趺陽，胃脈，少陰，腎脈，腎水溫升，則生肝木而化營血。水寒不能生木，是以血虛。血中溫氣，實胎君火，血虛則溫氣不足，最易感召陰邪。水冷血寒，鬱格陽明，胃氣不得下行，故穀氣蒸泄，自汗常出。水濕之邪，入於汗孔，流注關節之中，內與肝腎之寒，合傷筋骨。復得風邪外

---

〔1〕 血　原脱，據閩本、蜀本補。
〔2〕 歷節六章　原脱，據目錄補。
〔3〕 陰　原作“陽”，據本節經文、閩本改。

閉，寒濕鬱發，即筋骨掣痛，而病歷節。水暖血溫，不作此病也。

歷節三

盛人脈澀小，短氣，自汗出，歷節疼，不可屈伸，此皆飲酒汗出當風所致也。

肥盛之人，營衛本盛旺，忽而脈候澀小，短氣自汗，歷節疼痛，不可伸屈，此皆飲酒汗出當風，感襲皮毛所致。風性疏泄，故自汗出。風泄而衛閉，故脈澀小。經脈閉塞，肺氣不得下達，故氣道短促。《素問》：飲酒中風，則爲漏風。以酒行經絡，血蒸汗出，益以風邪疏泄，自汗常流，是爲漏風。汗孔不闔，水濕易入，此歷節傷痛之根也。

歷節四

味酸則傷筋，筋傷則緩，名曰泄，鹹則傷骨，骨傷則痿，名曰枯，枯泄相搏，名曰斷泄。營氣不通，衛不獨行，營衛俱微，三焦無所仰，四屬斷絕，身體羸瘦，獨足腫大，黃汗出，脛冷。假令發熱，便爲歷節也。

肝主筋，其味酸，味酸則傷筋，筋傷則緩弱不振，其名曰泄。腎主骨，其味鹹，味鹹則傷骨，骨傷則痿輭不堅，其名曰枯。枯泄相合，筋骨俱病，名曰斷泄，言其真氣斷絕於內而疏泄於外也。筋骨者，營衛之所滋養，營虛血澀，經脈不通，則衛氣不能獨行。營衛俱微，無以充灌三焦，三焦無所仰賴，以致四肢失秉，斷絕不通，身體羸瘦，獨足腫大，黃汗出而脛自冷。假令發熱，便是歷節也。黃汗之病，兩脛自冷，以其內熱不能外發也。歷節之病，兩脛發熱，以其內寒鬱格陽氣也。

歷節五

諸肢節疼痛，身體尪羸[1]，脚腫如脱，頭眩短氣，溫溫欲吐，桂枝芍藥知母湯主之。

---

[1]　尪（wāng 汪）羸　"尪"，《一切經音義》："短小曰尪，羸也。""尪羸"，羸弱之意。《抱朴子·自敘》："洪裹性尪羸。"

諸肢節疼痛，身體尪羸，脚腫如脫，頭眩短氣，溫溫欲吐者，濕傷關節，則生疼痛，營衛不行，則肌肉瘦削，濁陰阻格，陽不下根，則生眩暈，氣不降斂，則苦短促，胃氣上逆，則欲嘔吐。桂枝芍藥知母湯，术、甘，培土以敵陰邪，附子煖水而驅寒濕，知母、生薑，清肺而降濁氣，芍、桂、麻、防，通經而開痹塞也。

桂枝芍藥知母湯三〔1〕

桂枝四兩　芍藥三兩　麻黃二兩　防風四兩　甘草二兩　白术二兩　生薑五兩　知母四兩　附子二兩，炮

右九味，以水七升，煮取二升，溫服七合，日三服。

歷節六

病歷節，不可屈伸，疼痛，烏頭湯主之。

濕寒傷其筋骨，則疼痛不可屈伸。烏頭湯，甘草、芍藥，培土而滋肝，黃耆、麻黃，通經而瀉濕，烏頭開痹而逐寒也。

烏頭湯四〔2〕

烏頭五枚，㕮咀，以蜜二升，煎取〔3〕一升半，出烏頭　甘草三兩，炙　芍藥三兩　黃耆三兩　麻黃三兩

右五味，㕮咀四味，以水三升，煮取一升，去滓，內蜜煎中重煎之，服七合。不知，盡服之。亦治脚氣疼痛，不可屈伸。㕮，音府，嚼也。〔4〕

---

〔1〕　三　原脫，據目錄、閩本、集成本補。
〔2〕　四　原脫，據目錄、閩本、集成本補。
〔3〕　煎取　原脫，據閩本、蜀本、《金匱要略·中風歷節病脈證并治》補。
〔4〕　㕮，音府，嚼也　原脫，據蜀本補。

〔附方〕

《千金》礬石湯—〔1〕　治腳氣衝心。

　礬石二兩

　右一味，以漿水一斗五升，煎三五沸，浸腳良。

　崔氏八味丸二〔2〕　治腳氣上入少腹不仁。方在消渴。

　按：中風之病，仲景未嘗立方，其證與八味甚合。崔氏以之治歷節腳氣，若以治中風，則妙甚矣。

---

〔1〕　一　原脫，據目錄補。

〔2〕　二　原脫，據目錄補。

〔外感雜病〕〔1〕

痙濕暍二十七章〔2〕

痙濕暍者，風鬱於表而裏氣內應，燥盛則木枯而爲痙，水盛則土潰而爲濕，火盛則金爍而爲暍。三氣非同，然有相通者焉。相通維何？濕而已矣。痙，燥病也，而曰若發其汗，寒濕相得，則惡寒甚，是痙病之有濕也。暍，火病也，而曰夏月傷冷水，水行皮中所致，是暍病之有濕也。

蓋濕旺土鬱，中脘莫運，木氣不舒，金氣不斂，一被感襲，閉其皮毛，木遏風動，血燥筋縮，則爲痙病，金被火刑，氣耗津傷，則爲暍病。三者雖殊，而溯本窮原，未始不類。臨此三證，助陰滋濕之品，當斟酌而詳慎也。

痙十三章〔3〕

痙病一

太陽病，發熱汗出，而不惡寒者，名曰柔痙〔4〕。

太陽病，發熱汗出，而不惡寒者，風傷衛也。風性柔和，故名柔〔5〕痙。

---

〔1〕 外感雜病　原脱，據閩本、蜀本補。
〔2〕 二十七章　原脱，據目錄補。
〔3〕 痙十三章　原脱，據目錄補。
〔4〕 柔痙　其下蜀本有“痙，其頸切，音濕，《説文》：强急也”小字注文。
〔5〕 柔　其下原衍“和”字，據閩本、蜀本删。

痙病二

太陽病，發熱無汗，反惡寒者，名曰剛痙。

太陽病，發熱無汗，反惡寒者，寒傷營也。寒性剛急，故名剛痙。

痙病三

太陽病，發汗太多，因致痙。

太陽病，發汗太多，亡其津血，筋脈失養，感於風寒，因成痙病。

痙病四

瘡家，雖身疼痛，不可發汗，汗出則痙。

瘡家膿血失亡，筋脈不榮，雖感風寒，不可發汗。汗出血枯，筋脈焦縮，則成痙病。

痙病五

夫風病，下之則痙。復發汗，必拘急。

風病木枯血燥，下之津血內亡，則成痙病。復發其汗，津血外亡，必苦拘急。

痙病六

病者身熱足寒，頸項強急，惡寒，時頭熱，面赤，目赤，獨頭動搖，卒口噤，背反張者，痙病也。若發其汗者，寒濕相得，其表益虛，即惡寒甚。發其汗已，其脈如蛇[1]。

身熱足寒，頸項強急，惡寒頭熱，面赤目赤，頭搖口噤，脊背反張者，是痙病也。以太陽寒水之經，起目內眥，上額交巔，下項挾脊，抵腰走足，筋司於肝，血枯木燥，風動筋縮，而膀胱津液之府，木所自生，更失滋潤，故太陽之部，筋脈拘率，頭搖口噤，頸項強急，而脊背反折也。《素問·診要經終論》：太陽之脈，其終也，戴眼，反折，瘛瘲，瘛，急。瘲，緩。即痙病之謂也。若發其汗者，陽亡火敗，水土之寒濕相得，裏氣既虧，而表氣益虛，即惡寒甚。發其汗已，經脈枯槁，動如蛇行，全失緩和從容之象矣。

---

[1] 如蛇　其下蜀本有"噤，巨禁切，《說文》：口閉也"小字注文。

痙病七

夫痙脈，按之緊如弦，直上下行[1]。

脈緊如弦，直上下行，即上章之其脈如蛇也。

痙病八

暴腹脹大者，爲欲解。脈如故，反伏弦者，痙。

陰盛則腹脹，《素問》：腎氣實則脹是也。暴腹脹大者，陰氣內復，自藏流經，故爲欲解。其脈如故，反沉伏而弦緊者，痙病不瘥也。

痙病九

太陽病，發熱，脈沉而細者，名曰痙，爲難治。

發熱而脈沉細，陰陽俱敗，故爲難治。

痙病十

痙病有灸瘡，難治。

灸瘡，艾火燔灼，焦骨傷筋，津血消爍，未易卒復，故難治也。

痙病十一

太陽病，其證備，身體强，几几然，脈反沉遲，此爲痙，栝蔞桂枝湯主之[2]。

太陽病，頸項强急，發熱惡寒，汗出，中風之證具備，身體强鞕，几几不柔，脈反沉遲，此爲柔痙。栝蔞桂枝湯，薑、桂，達經氣而瀉營鬱，甘、棗，補脾精而滋肝血，芍藥、栝蔞，清風木而生津液也。

栝蔞桂枝湯五[3]

栝蔞根三兩　　桂枝三兩，去皮　　芍藥三兩　　生薑三兩，切　　甘

---

［1］直上下行　此下閩本、蜀本有"《脈經》曰：痙家，其脈伏堅，直上下"小字注文。

［2］主之　其下蜀本有"几，俌朱切，音殳，《説文》：鳥之矩羽，几几然"小字注文。

［3］五　原脱，據目録、閩本、集成本補。

草二兩，炙　大棗十二枚，劈

右六味，㕮咀，以水七升，微火煮取三升，去滓，適寒溫，服一升。

痓病十二

太陽病，無汗而小便反少，氣上衝胸，口噤不得語，欲作剛痓，葛根湯主之。

太陽病，無汗，是傷寒之證。而小便反少，寒水不降也。甲木生於壬水，太陽不降，甲木逆行，而賊胃土，故氣上衝胸，而口噤不語。以少陽之脈，下胸而貫膈，陽明之脈，挾口而環脣也。此欲作剛痓。葛根湯，薑、甘、大棗，和中宮而補土，桂枝芍藥，達營鬱而瀉熱，麻黃散太陽之寒，葛根解陽明之鬱也。

剛痓全是太陽表寒束逼陽明之證，故用葛根。

葛根湯六[1]　方見《傷寒》[2]。

葛根四兩　麻黃三兩，去節　桂枝二兩　芍藥二兩　生薑三兩，切[3]　甘草二兩，炙　大棗十二枚，劈[4]

右七味，以水一斗，先煮麻黃、葛根，減二升，去上沫，内諸藥，煮取三升，去滓，溫服一升，覆取微似汗，不須啜粥。餘如桂枝湯將息及禁忌[5]。

痓病十三

痓爲病，胸滿口噤，臥不著蓆，腳攣急，必齘齒，可與大承氣湯。

剛痓爲病，陽明上逆，故胸滿口噤。脊背反張，故臥不著蓆。筋脈縮急，故腳攣齘齒。筋脈屈伸，牙齒開合作響，是謂齘

---

〔1〕　六　原脱，據目録、閩本補。

〔2〕　方見《傷寒》　原脱，據補同上。

〔3〕　切　原脱，據蜀本、《金匱要略·痓濕暍病脈證治》補。

〔4〕　劈　原脱，據蜀本、集成本、《金匱要略·痓濕暍病脈證治》補。

〔5〕　不須啜粥……及禁忌　原脱，據蜀本、《金匱要略·痓濕暍病脈證治》補。

齒〔1〕。此其土燥胃逆，病在陽明，可與大承氣湯，大黃、芒硝，瀉其燥熱，枳實、厚朴，破其壅塞也。

大承氣湯七〔2〕方見《傷寒》〔3〕。

大黃四兩，酒洗　芒硝三合　厚朴半斤，炙，去皮　枳實五枚，炙

右四味，以水一斗，先煮枳、朴，取五升，去滓，内大黃，煮取二升，去滓，内芒硝，更上微火一兩沸，分溫再服。得下，餘勿服。

濕十一章〔4〕

濕病一

太陽病，關節疼痛而煩，脈沉而細者，此名中濕，亦曰濕痹。其候小便不利，大便反快，但當利其小便。

濕流關節，經脈鬱阻，故生煩痛。土濕木遏，清陽不達，故脈沉細。此名中濕，亦曰濕痹。木鬱不能疏泄水道，腸胃滋濡，故大便反快，而小便不利。但當利其小便，以泄濕氣也。

濕病二

濕家之爲病，一身盡疼，發熱，身色如熏黃也。

濕傷筋骨，而阻經脈，故一身盡疼。陽氣鬱遏，是以發熱。木氣不達，則見黃色，以肝主五色，入脾爲黃也。

濕病三

濕家病身痛發熱，面黃而喘，頭痛鼻塞而煩，其脈大，自能飲食，腹中和無病，病在頭中寒濕，故鼻塞，内藥鼻中則愈。

濕家病身痛發熱，面黃而喘，頭痛鼻塞而煩，其脈又大，而且自能飲食，此其腹中平和無病，病在頭中寒濕，阻其肺竅，是

---

〔1〕　齄齒　原作“齒齄”，據閩本及本節經文“齄齒”乙轉。
〔2〕　七　原脱，據目録、閩本補。
〔3〕　方見《傷寒》　原脱，據補同上。
〔4〕　濕十一章　原脱，據目録補。

以鼻塞頭痛，面黃作喘。納藥鼻中，散其寒濕則愈矣。

濕病四

濕家，其人但頭汗出，背強，欲得覆被向火。若下之早則噦，或胸滿，小便不利，舌上如胎者，以丹田有熱，胸中有寒，渴欲得飲，而不能飲，則口燥煩也。

濕鬱發熱，皮毛蒸泄，則汗自出。若但頭上汗出，是其陽鬱於上，而猶未盛於中也。濕在太陽之經，脈絡壅阻，是以背強。太陽行身之背。陽鬱不得外達，是以惡寒。俟其濕熱內盛，而後可下。若下之太早，則土敗胃逆，噦而胸滿，小便不利，舌上如胎。以太陰土濕，乙木遏陷，而生下熱，在於丹田。至其胸中，全是濕寒，雖渴欲得水，卻不能飲，止是口中煩燥而已。以其陽鬱於上，故頭汗口渴。舌竅於心，陽虛火敗，肺津寒凝，膠塞心宮，故舌上如胎，實非盛熱生胎也。

蓋濕證不論寒熱，總因陽虛。陽鬱不達，是以生熱。陽氣極虛，則不能化熱，止是濕寒耳。

濕病五

濕家下之，額上汗出，微喘，小便利者，死。若下利不止者，亦死。

濕寒之證，而誤下之，若額上汗出，微喘，則氣脫於上，小便利，下利不止，則氣脫於下，是死證也。

濕病六

風濕相搏，一身盡疼痛，法當汗出而解，值天陰雨不止，醫云此可發汗，汗之病不愈者，何也？答曰：發其汗，汗大出者，但風氣去，濕氣在，是故不愈也。若治風濕者，發其汗，但微微似欲汗出者，風濕俱去也。

濕爲陽虛，汗多陽亡，風雖去而濕愈增，又值陰雨濕盛之時，是以濕氣仍在。此當微汗以瀉之，則風濕俱去矣。

濕病七

濕家身煩疼，可與麻黃加术湯，發其汗爲宜，慎不可以火攻之。

濕鬱經絡，衛氣壅遏，而生煩疼，可與麻黃加术湯，麻、桂、杏仁，瀉營衛而利肺氣，甘草、白术，補中脘而燥土濕。汗出濕消，煩痛自止。慎不可以火攻之，生其內熱也。

麻黃加术湯八[1]

麻黃三兩，去節　桂枝二兩，去皮　杏仁七十枚，去皮尖　甘草一兩，炙　白术四兩

右五味，以水九升，先煮麻黃，減二升，去上沫，內諸藥，煮取二升半，去滓，溫服八合，覆取微似汗。

濕病八

病者一身盡疼，發熱，日晡所劇者，此名風濕，此病傷於汗出當風，或久傷取冷所致也，可與麻黃杏仁薏苡甘草湯[2]。

汗出當風，閉其皮毛，汗液鬱遏，流溢經隧，營衛壅滯，故發熱[3]身疼。午後濕土當令，故日晡所劇。麻黃杏仁薏苡甘草湯，麻黃、杏仁，破壅而發汗，薏苡、甘草，燥濕而培土也。

麻黃杏仁薏苡甘草湯九[4]

麻黃五錢，去節[5]　杏仁十粒，去皮尖[6]　薏苡五錢　甘草一兩，炙

右剉麻豆大[7]，每服四錢匕，水盞半，煎八分，去滓，溫服。有微汗，避風。

---

[1]　八　原脫，據目錄、閩本、集成本補。
[2]　麻黃杏仁薏苡甘草湯　其下蜀本有"晡，奔摸切，音通，《玉篇》：申時也"小字注文。
[3]　發熱　原作"熱發"，據閩本、蜀本及本節經文乙轉。
[4]　九　原脫，據目錄、閩本、集成本補。
[5]　去節　原脫，據閩本、蜀本、《金匱要略·痙濕暍病脈證治》補。
[6]　去皮尖　原脫，據閩本、蜀本、《金匱要略·痙濕暍病脈證治》補。
[7]　麻豆大　原脫，據閩本、蜀本、《金匱要略·痙濕暍病脈證治》補。

濕病九

風濕脈浮身重，汗出惡風者，防己黃耆湯主之。

風客皮毛，是以脈浮。濕漬經絡，是以身重。風性疏泄，是以汗出惡風。防己黃耆湯，甘草、白术，補中而燥土，黃耆、防己，發表而瀉濕也。

防己黃耆湯十[1]

防己一兩　黃耆一兩　甘草五錢，炙　白术七錢五分

右剉麻豆大[2]，每抄五錢匕，生薑四片，大棗三枚，水盞半，煎八分，去滓，溫服，良久再服[3]。喘者，加麻黃五錢。胃中不和者，加芍藥三分。氣上衝者，加桂枝三分。下有陳寒者，加細辛三分。服後當如蟲行皮膚中，從腰以[4]下如冰。後坐被上，又以一被繞腰以下，溫令有微汗，差。

按：以上二方，分兩、煎法、加減，俱非仲景法。小青龍湯：喘者，去麻黃，加杏仁，此云：喘者，加麻黃，大抵後人所補。

濕病十

傷寒八九日，風濕相搏，身體疼煩，不能轉側，不嘔不渴，脈浮虛而濇者，桂枝附子湯主之。如大便堅，小便自利者，去桂加白术湯主之。

濕為風鬱，兩相搏結，營衛壅滯，故身體煩疼，不能轉側。脈法：風則浮虛，脈浮虛而濇者，血分之虛寒也。桂枝加附子湯，桂枝和中而解表，附子暖血而驅寒也。若大便堅，小便自利者，則木達而疏泄之令行，濕不在下而在中，去桂枝之疏木，加白术以燥土也。

---

〔1〕　十　原脫，據目錄、閩本、集成本補。
〔2〕　麻豆大　原脫，據閩本、蜀本、《金匱要略·痙濕暍病脈證治》補。
〔3〕　良久再服　原脫，據閩本、蜀本、《金匱要略·痙濕暍病脈證治》補。
〔4〕　以　原脫，據閩本、下文“繞腰以下”補。

桂枝附子湯十一〔1〕 方見《傷寒·太陽》。此即桂枝去芍藥加附子湯，而分兩不同。

桂枝四兩 生薑三兩 甘草二兩 大棗十二枚 附子三枚，炮，去皮

右五味，以水六升，煮取二升，去滓，分溫三服。

去桂加白术湯十二〔2〕 方見《傷寒》〔3〕。

甘草二兩 生薑一兩半 大棗六枚 附子一枚，炮 白术一兩

右五味，以水三升，煮取一升，去滓，分溫三服。一服覺身痹，半日許再服，三服都盡，其人如冒狀。勿怪，即是术、附並走皮中，逐水氣，未得除故耳。

濕病十一

風濕相搏，骨節疼煩掣痛，不得屈伸，近之則痛劇，汗出短氣，小便不利，惡風不欲去衣，或身微腫者，甘草附子湯主之。

濕流關節，煩疼掣痛，不得屈伸，近之則痛劇，汗出短氣，小便不利。濕土中鬱，肺金不得降斂，故氣短而汗泄。肝木不得升達，故水阻而尿癃。陽遏不達，則惡風寒。氣滯不通，則見浮腫。甘草附子湯，甘草、白术，補土而燥濕，附子、桂枝，暖水而疏木也。

甘草附子湯十三〔4〕 方見《傷寒·濕病》〔5〕。

甘草二兩 白术二兩 附子二枚 桂枝四兩

右四味，以水六升，煮取三升，去滓，溫服一升，日三服。

---

〔1〕 十一 原脫，據目錄、閩本、集成本補。

〔2〕 十二 原脫，據目錄、閩本補。

〔3〕 方見《傷寒》 原脫，據補同上。

〔4〕 十三 原脫，據閩本、集成本補。

〔5〕 方見《傷寒·濕病》 原脫，據閩本、集成本補。

初服得微汗則解，能食。汗止復煩者，服五合。恐一升多者，服六七合爲妙。

暍三章[1]

暍病一

太陽中暍，發熱惡寒，身重而疼痛，其脈弦細芤遲，小便已，洒洒然毛聳，手足逆冷，小有勞，身即熱，口開，前板齒燥。若發其汗，即惡寒甚，加溫鍼，則發熱甚，數下之，則淋甚[2]。

暍者，夏月而感風寒。表閉陽遏，則見寒熱。濕動表鬱，則生重疼。營衛虛濇，故弦細芤遲。水降氣升，故皮毛振聳。土鬱不達，故手足逆冷。陽升火泄，故勞即身熱。陽明不降，故口開齒燥。陽明之脈，行於口齒。陽明行身之前，故燥在前齒。發汗[3]亡陽，故惡寒甚。溫鍼亡陰，故發熱甚。下之陽敗土濕，木鬱不泄，是以淋甚。

暍病二

太陽中熱者，暍是也，汗出惡寒，身熱而渴，白虎加人參湯主之。

暑熱而感風寒，其名曰暍。內熱熏蒸，是以汗出。表邪束閉，是以惡寒。暑傷肺氣，津液枯燥，是以身熱而渴。白虎加人參湯，白虎清金而補土，人參益氣而生津也。

夏月中暑，必感外寒，鬱其內熱。但壯火食氣，汗泄陽亡，不可汗下。人參白虎，清金瀉熱，益氣生津，實不刊[4]之神

---

〔1〕　暍三章　原脱，據目録補。

〔2〕　淋甚　其下蜀本有"暍，音謁，《説文》：傷暑也。芤，音摳。《本草》：蔥，一名芤"小字注文。

〔3〕　汗　原作"熱"，據閩本、集成本改。

〔4〕　不刊　"刊"，《説文》："刊，削也。""不刊"，言不可削除也，引申爲精深高超，不可磨滅。《春秋·左氏傳序》："左丘明受經於仲尼，以爲經者，不刊之書也。"

方也。

白虎加人參湯十四〔1〕　方見《傷寒》〔2〕。

石膏一斤，碎，綿裹　知母六兩　甘草二兩　粳米六合　人參三兩。

右五味，以水一斗，煮米熟湯成，去滓，溫服一升，日三服。

暍病三

太陽中暍，身熱疼重，而脈微弱，此以夏月傷冷水，水行皮中所致也，一物瓜蒂湯主之。

夏月汗出，浴於冷水，水入汗孔，而行皮中。皮毛冷閉，鬱遏陽火，不得外泄，故生內熱。熱則傷氣，故脈微弱。瓜蒂瀉皮中之冷水，水去則竅開而熱泄矣。

瓜蒂湯十五〔3〕

瓜蒂二十枚
右剉，以水一升，煮取五合，去滓，頓服。

---

〔1〕　十四　原脱，據目錄、閩本、集成本補。
〔2〕　方見《傷寒》　原脱，據補同上。
〔3〕　十五　原脱，據目錄、閩本、集成本補。

〔外感雜病〕[1]

瘧病五章[2]

瘧者，陰陽之交爭也。暑蒸汗泄，浴於寒水，寒入汗孔，藏於腸胃之外，秋傷於風，則成瘧病。衛氣離則病休，衛氣集則病作。衛氣晝行於陽二十五周，夜行於陰二十五周，寒邪在經，得陽而外出，得陰而內薄，其淺在陽分，則晝與衛遇而日作，其深在陰分，則夜與衛遇而暮作。邪中於頭項者，衛氣至頭項而病。邪中於腰脊者，衛氣至腰脊而病。其後客於脊背也，循膂而下，其氣日低，故其作日晏。其前行於臍腹也，循腹而上，其氣日高，故其作日早。其內薄於五藏，橫連於募原也，道遠而行遲，不能與衛氣日遇，故閒日乃作。岐伯析其理，仲景傳其法，理明而法良，瘧無不愈之病矣。

瘧病一

師曰：瘧脈自弦，弦數者多熱，弦遲者多寒，弦小緊者下之差，弦遲者可溫之，弦緊者可發汗鍼灸之，浮大者可吐之，弦數者風發也，以飲食消息止之。

弦爲少陽之脈，寒邪在經，以類相從，內舍三陰，少陽居二陽三陰之閒，內與邪遇，相爭而病作，故瘧脈自弦。少陽甲木，從相火化氣，其初與邪遇，

〔1〕外感雜病　原脫，據閩本、蜀本補。

〔2〕五章　原脫，據目錄補。

衛氣鬱阻，不得前行，漸積漸盛，內奪陰位，陰氣被奪，外乘陽位，裹束衛氣，閉藏而生外寒。衛氣被束，竭力外發，重圍莫透，鼓盪不已，則生戰慄。及其相火鬱隆，內熱大作，寒邪退敗，盡從熱化，則衛氣外發而病解。此痎瘧之義也。

但相火不無虛實，弦數者，火勝其水，其病多熱。弦遲者，水勝其火，其病多寒。弦而小緊者，府熱重而表寒輕，下之則差。弦遲者，內寒，可溫其裏。弦緊者，外寒，可發汗鍼灸，以散其表。浮大者，宿物內阻，可吐之。弦數者，木鬱而風發也，以飲食消息而止之，如梨漿、瓜汁清潤甘滑之品，息其風燥，經所謂風淫於內，治以甘寒是也。

瘧病二

師曰：陰氣孤絕，陽氣獨發，則熱而少氣煩冤，手足熱而欲嘔，名曰癉瘧。若但熱不寒者，邪氣內藏於心，外舍分肉之間，令人消爍肌肉。

《素問·瘧論》：其但熱而不寒者，陰氣先絕，陽氣獨發，則少氣煩冤，手足熱而欲嘔，名曰癉瘧。癉瘧者，肺素有熱，氣盛於身，厥逆上衝，中氣實而不外泄。因有所用力，腠理開，風寒舍於皮膚之內，分肉之間而發。發則陽氣盛，陽氣盛而不衰，則病矣。其氣不及於陰，故但熱而不寒。氣內藏於心而外舍於分肉之間，令人消爍肌肉，故名曰癉瘧。

癉瘧但熱不寒，緣其陽盛陰虛，肺火素旺。汗出竅開，風寒內入，淺居皮中，閉其衛氣。衛陽鬱發，熱傷肺氣，手足如烙，煩冤欲嘔。以陰氣先虛而邪客又淺，是以但熱無寒。其熱內蓄於心，外舍分肉之間，令人消爍肌肉。是癉瘧之義也。

瘧病三

溫瘧者，其脈如平，身無寒，但熱，骨節疼煩，時嘔，白虎加桂枝湯主之。

瘧論：先傷於風而後傷於寒，故先熱而後寒，亦以時作，名曰溫瘧。溫瘧者，得之冬中於風，寒氣藏於骨髓之中，至春陽氣大發，邪氣不能自出。因遇大暑，腦髓爍，肌肉消，腠理發泄，或有所用力，邪氣與汗皆出。此病藏於腎，其氣先從內出之於外也。如是者，陰虛而陽盛，陽盛則熱矣。衰則氣復反入，入則陽虛，陽虛則寒矣。故先熱而後寒，名曰溫瘧。

溫瘧先熱後寒，緣冬月中風，泄其衛氣。風愈泄而衛愈閉，遏其營血，鬱而爲熱。後傷於寒，皮毛斂束，而風不能泄，營熱更鬱。營血司於肝木而生於腎水，冬時腎水蟄藏而肝木已枯，此熱遂藏骨髓之中。至春乙木萌生，陽氣大發，骨髓之熱，可以出矣，腎主骨髓，乙木生於腎水，故骨髓之熱，當隨木氣外出。而外爲寒束，不能自出。因遇大暑，腦髓燔爍，肌肉消減之時，腠理發泄，邪可出矣。即不遇大暑，或有所用力煩勞，氣蒸汗流，邪亦出矣。熱邪與汗皆出，表裏如焚，於是陽盛而陰虛。物極必反，陽氣盛極而衰，復反故位，陰氣續復，漸而翕聚，是以寒生。此溫瘧之義也。

溫瘧即癉瘧之輕者，其熱未極，則陽衰陰復，能作後寒，是謂溫瘧。熱極陰亡，後寒不作，是謂癉瘧。曰身無寒，但熱，仲景指溫瘧之重者而言，即癉瘧也。骨節者，身之谿谷，腎水之所潮汐，熱極水枯，故骨節煩疼。嘔者，熱盛而胃逆也。白虎加桂枝湯，石膏、知母，清金而瀉熱，甘草、粳米，益氣而生津，桂枝行經而達表也。風寒在表，故熱藏骨髓，桂枝解散風寒，引骨髓之熱，外達於皮毛也。

白虎加桂枝湯 十六〔1〕

石膏一斤　知母六兩　甘草二兩，炙　粳米二合　桂枝三兩

右五味，以水一斗，煮米熟湯成，去滓，溫服一升，日三服。

瘧病四

瘧多寒者，名曰牝瘧，蜀漆散主之。

瘧論：瘧先寒而後熱者，夏傷於暑，腠理開發，因遇夏氣淒滄之水寒，藏於腠理皮膚之中，秋傷於風，則病成矣。夫寒者，

---

〔1〕　十六　原脫，據目錄、閩本、集成本補。

陰氣也，風者，陽氣也，先傷於寒而後傷於風，故先寒而後熱也。病以時作，名曰寒瘧。

先寒後熱，緣陽爲陰束，故閉藏而爲寒，陽氣鼓發，故鬱蒸而爲熱。陽虛不能遽發，故寒多而熱少。陽敗而不發，則純寒而無熱。瘧多寒者，陰盛而陽虛也，是其寒邪凝瘀，伏於少陽之部。必當去之，蜀漆散，雲母除其濕寒，龍骨收其濁瘀，蜀漆排決積滯，以達陽氣也。

蜀漆散十七[1]

蜀漆洗，去腥　雲母燒二日夜　龍骨等分

右三味，杵爲散，未發前以漿水服半錢匕。溫瘧加蜀漆半分，臨發時服一錢匕。

瘧病五

病瘧以月一日發，當以十五日愈，設不瘥，當月盡解，如其不瘥，當云何？師曰：此結爲癥瘕，名曰瘧母。急治之，宜鱉甲煎丸。

病瘧以此月之初一日發，五日一候，三候一氣，十五日氣候一變，故當愈。設其不瘥，再過一氣，月盡解矣。如其仍然不瘥，此其邪氣盤鬱，結爲癥瘕，名曰瘧母。當急治之，宜鱉甲煎丸，鱉甲行厥陰而消癥瘕，半夏降陽明而消痞結，柴胡、黃芩，清瀉少陽之表熱，人參、乾薑，溫補太陰之裏寒，桂枝、芍藥[2]、阿膠，疏肝而潤風燥，大黃、厚朴，瀉胃而清鬱煩，葶藶、石葦、瞿麥、赤硝，利水而瀉濕，丹皮、桃仁、烏扇、紫葳、蜣螂、鼠婦、蜂窠、䗪蟲，破瘀而消癥也。

鱉甲煎丸十八[3]

鱉甲十二分，炙　半夏一分　柴胡六分　黃芩三分　人參一分

---

〔1〕 十七　原脱，據目録、閩本、集成本補。

〔2〕 芍藥　原脱，據閩本、蜀本補。

〔3〕 十八　原脱，據目録、閩本、集成本補。

乾薑三分　桂枝三分　阿膠三分，炙　芍藥五分　大黄三分　厚朴三分　葶藶一分，熬　石葦三分，去毛　瞿麥二分　赤硝十二分　桃仁四分〔1〕　烏扇三分，燒　紫葳三分　蜣蜋六分，熬　鼠婦三分，熬　峰窠四分，炙　䗪蟲五分，熬　丹皮五分〔2〕

右二十三味，爲末，取煅竈下灰一斗，清酒一斛五斗，浸灰，俟酒盡一半，著鱉甲於中，煮令泛爛如膠漆，絞取汁，内諸藥，煎爲丸，如梧桐子大，空心服七丸，日三服。

附方

《外臺》柴胡去半夏加栝蔞根湯三〔3〕　方見《傷寒·少陽》小柴胡湯加減。治瘧病發渴者。亦治勞瘧。

柴胡八兩　黄芩三兩　人參三兩　甘草二兩　生薑三兩　大棗十二枚　栝蔞根〔4〕四兩

右七味，以水一斗二升，煮取六升，去滓，再煎，取三升，温服一升，日三服。

《外臺》柴胡桂薑湯四〔5〕　方見《傷寒·少陽》。治瘧寒多微有熱，或但寒不熱。服一劑如神。

柴胡八兩　黄芩三兩　甘草三兩，炙　桂枝三兩，去皮　乾薑二兩　牡蠣二兩　栝蔞根四兩

右七味，以水一斗，煮取六升，去滓，再煎取三升，温服一升，日三服。初服微煩，復服汗出便愈。

---

〔1〕　四分　原脱，據閩本、蜀本、《金匱要略·瘧病脈證并治》補。
〔2〕　五分　其下原衍"去心"，據閩本、蜀本删。
〔3〕　三　原脱，據目録補。
〔4〕　栝蔞根　原作"栝蔞"，據閩本、蜀本改。
〔5〕　四　原脱，據目録補。

〔外感雜病〕〔1〕

百合狐惑陰陽毒_{十三章}〔2〕

百合、狐惑、陰毒、陽毒，非同氣也，而狐惑之神思迷亂，有似百合，陽毒之膿血腐瘀，頗類狐惑，不同之中，未嘗無相同之象，而皆有表邪，則同也。百合之病，有得於吐下發汗者，有不經吐下發汗者，是傷寒之變證也。狐惑之病，狀類傷寒，是傷寒之類證也。陽毒、陰毒之病，服藥取汗，是傷寒之別證也。其病氣之變現，固以本氣之鬱發，然非有表邪之外束，則本氣何因而鬱發也？此可以會通其原病矣。

百合_{九章}〔3〕

百合一

百合病者，百脈一宗，悉致其病也。意欲食，復不能食，常默然，欲臥不能臥，欲行不能行，飲食或有美時，或有不欲聞食臭時，如寒無寒，如熱無熱，口苦，小便赤，諸藥不能治，得藥則劇吐利，如有神靈者，身形如和，其脈微數。每溺時頭痛者，六十日乃愈。若溺時頭不痛，淅淅然者，四十日愈。若溺時快然，但頭眩者，二十日愈。其證或未病而預見，或病四五日而出，或病二十日或一月後見者，

---

〔1〕 外感雜病　原脫，據閩本、蜀本補。
〔2〕 十三章　原脫，據目錄補。
〔3〕 百合九章　原脫，據目錄補。

各隨證治之[1]。

百合病者，傷寒之後，邪氣傳變，百脈一宗，悉致其病。百脈者，六氣攸分，五行不一，而百脈一宗，則殊途同歸。悉致其病，則百端俱集。意未嘗不欲食，復不能食。常默然無語。動止不安，故[2]欲臥不能臥，欲行不能行。飲食或有甘美之時，或有惡聞食臭之時。如寒而無寒，如熱而無熱，口苦便赤，諸藥不效，得藥則劇，吐利不測。身形如和，其脈微數，如是則經絡藏府，莫名其部，寒熱燥濕，難分其條。

此有法焉，觀其小便。溺時頭痛者，水降而氣升也。氣水一原，在上則爲氣，是謂上焦如霧，在下則爲水，是謂下焦如瀆，在中氣水之交，是謂中焦如漚。上焦清氣昏蒙，心緒煩亂，濁氣稍降，頭目猶清。溺時清氣降泄而濁氣升騰，頭上壅塞，是以作痛。此其病重，兩月乃愈。若溺時頭上不痛，但淅淅振慄者，氣雖上升而未甚壅遏，其病頗輕，四十日愈。若溺時快然，但覺頭眩者，氣雖上升，而不至填塞，其病更輕，二十日愈。其溺時之證，或未病而預見，或病四五日而方出，或病二十日及一月而後見者，各隨其證之輕重而治之也。

百合二

百合病，發汗後者，百合知母湯主之。

百合之病，即[3]其溺時頭痛觀之，是病在氣分也。主氣者肺，肺朝百脈，百脈之氣，受之於肺，一呼則百脈皆升，一吸則百脈皆降。呼吸出入，百脈關通[4]，是以肺病則百脈皆病。肺氣清明，則神思靈爽，甘寢飽食。肺氣不清，則鬱悶懊憹，眠食損廢矣。是宜[5]清肺，肺氣清和，百脈自調，而其由來非一，則用法不同。若得於發汗之後者，是汗亡肺津，金被火刑也。百

---

[1]　治之　其下蜀本有“溺，奴弔切，與尿同”小字注文。

[2]　故　原脫，據蜀本補。

[3]　即　就也。《禮記·哀公問》：“即安其居。”《注》：“即，就也。”

[4]　關通　貫通也。《論衡·感虛》：“不以人心相關通也。”

[5]　宜　原作“以”，據閩本、蜀本改。

合知母湯，百合清肺而生津，知母涼金而瀉火也。

百合知母湯十九〔1〕

百合七枚　知母三兩

右先以水洗百合，漬一宿，當白沫出，去其水，更以泉水二升，煎取一升，去滓，別以泉水二升煎知母，取一升，去滓〔2〕，後合和〔3〕，煎取一升五合，分溫再服。

百合三

百合病，下之後者，滑石代赭湯主之。

百合病，得於下之後者，是以傷中氣，濕動胃逆，肺鬱而生熱也。滑石代赭湯，百合清金而瀉熱，滑石、代赭，滲濕而降逆也。

滑石代赭湯二十〔4〕

百合七枚　滑石三兩，碎，綿裹　代赭石如雞子大，碎，綿裹

右先以水洗百合，浸一宿，當白沫出，去其水，更以泉水二升，煎取一升，別以泉水二升煎滑石、代赭石，取一升，去滓〔5〕，後合和重煎取一升五合〔6〕，分溫服。

百合四

百合病，吐之後者，百合雞子湯主之。

百合病，得於吐之後者，是吐傷肺胃之津，燥動而火炎也。百合雞子湯，百合清肺熱而生津，雞子黃補脾精而潤燥也。

百合雞子湯二十一〔7〕

百合七枚　雞子黃一枚

---

〔1〕 十九　原脫，據目錄、閩本、蜀本補。
〔2〕 去滓　原脫，據蜀本、《金匱要略·百合狐惑陰陽毒病脈證治》補。
〔3〕 和　原脫，據蜀本、《金匱要略·百合狐惑陰陽毒病脈證治》補。
〔4〕 二十　原脫，據目錄、蜀本、閩本補。
〔5〕 去滓　原脫，據閩本、蜀本、《金匱要略·百合狐惑陰陽毒病脈證治》補。
〔6〕 取一升五合　原脫，據補同上。
〔7〕 二十一　原脫，據目錄、閩本、蜀本補。

右先以水洗百合，浸一宿，當白沫出，去其水，更以泉水二
升，煎取一升，去滓，内雞子黃，攪勻，煎五分，温服。

百合五

百合病，不經吐、下、發汗，病形如初者，百合地黃湯
主之。

百合病，不經吐、下、發汗，病形如初者，瘀熱淫蒸，敗濁
未泄。百合地黃湯，百合清金而除煩熱，地黃瀉胃而下瘀濁也。

百合地黃湯二十二〔1〕

百合七枚　生地黃汁一升〔2〕

右先以水洗百合，浸一宿，當白沫出，去其水，更以泉水二
升，煎取一升，去滓，内地黃汁，煎取一升五合，分温再服。中
病，勿更服。大便當如漆。

百合六

百合病，一月不解，變成渴者，百合洗方主之。

百合病，一月不解，變成渴者，是金被火刑，津枯而肺燥
也。百合洗方，潤皮毛而清肺燥也。

百合洗方二十三〔3〕

百合一斤〔4〕

右百合一味，以水一斗，浸之一宿，以洗身。洗後食煮餅，
勿以鹽豉也。

百合七

百合病，渴不差者，栝蔞牡蠣散主之。

百合病，渴不差者，是相火刑金而津液枯槁也。栝蔞牡蠣
散，栝蔞清金而潤燥，牡蠣斂肺而止渴也。

---

〔1〕　二十二　原脱，據目録、閩本、蜀本補。
〔2〕　升　原作“斤”，據閩本、《金匱要略·百合狐惑陰陽毒病脈證治》改。
〔3〕　二十三　原脱，據目録、閩本、集成本補。
〔4〕　斤　蜀本、《金匱要略·百合狐惑陰陽毒病脈證治》均作“升”。

栝蔞牡蠣散二十四〔1〕

栝蔞根　牡蠣熬，等分〔2〕

右爲細末，飲服方寸匕，日三服。

百合八

百合病，變發熱者，百合滑石散主之。

百合病，變發熱者，是濕動胃逆而肺氣不降也。百合滑石散，百合清金而瀉熱，滑石利水而瀉濕也。

百合滑石散二十五〔3〕

百合一兩，炙　滑石二兩

右爲散，飲服方寸匕，日三服。當微利者，止服，熱則除〔4〕。

百合九

百合病，見於陰者，以陽法救之，見於陽者，以陰法救之。見陽攻陰，復發其汗，此爲逆，見陰攻陽，乃復下之，此亦爲逆。

百合病，見於陰分者，以陽法救之，陽長而陰自消，見於陽分者，以陰法救之，陰進而陽自退。若見於陽者，反攻其陰而發汗，愈亡其陰，此爲逆也，若見於陰者，反攻其陽而下之，愈亡其陽，此亦爲逆也。

狐惑二章〔5〕

狐惑一

狐惑之爲病，狀如傷寒，默默欲眠，目不得閉，臥起不安，

---

〔1〕　二十四　原脫，據目錄、閩本、集成本補。

〔2〕　熬，等分　原作“等分，熬”，據《金匱要略·百合狐惑陰陽毒病脈證治》乙轉。

〔3〕　二十五　原脫，據目錄、閩本、集成本補。

〔4〕　當微利者……熱則除　閩本、蜀本、集成本、石印本、《金匱要略·百合狐惑陰陽毒病脈證治》作“當微利，熱除則止後服”，可參。

〔5〕　狐惑二章　原脫，據目錄補。

蝕於喉爲惑，蝕於陰爲狐，不欲飲食，惡聞食臭，其面目乍赤、乍黑、乍白。蝕於上部則聲嗄，甘草瀉心湯主之。蝕於下部則咽乾，苦參湯洗之。蝕於肛者，雄黄散熏之〔1〕。

狐惑者，狐疑惶惑，綿昧不明，狀如傷寒。而病實在裏，默默欲眠，目不得閉，臥起不安，飲食皆廢。其面目乍赤、乍黑、乍白，而無定色。此蓋濕氣遏鬱，精神昏憒之病也。

濕邪淫泆，上下熏蒸，浸漬糜爛，肌肉剝蝕。蝕於喉嚨，其名爲惑，以心主藏神，陽分受傷，清氣燔蒸，則神思惶惑而不靈也。蝕於二陰，其名爲狐，以腎主藏志，陰分受傷，濁氣熏爍，則志意狐惑而不清也。蝕於上部，其病在心，心火刑金，是以聲嗄。心火升炎，下寒上熱，甘草瀉心湯，參、甘、薑、棗，溫補中脘之虛寒，芩、連、半夏，清降上焦之鬱熱也。蝕於下部，其病在腎，腎脈上循喉嚨，是以咽乾。其前在陰器，則以苦參湯洗之，後在肛門，則以雄黄散熏之。蓋土濕木陷，鬱而生熱，化生蟲䘌〔2〕，前後侵蝕，苦參、雄黄，清熱而去濕，療瘡而殺蟲也。

土濕則脾陷而不消，胃逆而不納，故不能飲食。君火不降，則見赤色。辛金不降，則見白色。壬水不降，則見黑色。病見上下，而根在中焦，總由太陰濕土之旺。甘草瀉心，溫中清上，培土降逆，狐惑之的方也。

甘草瀉心湯二十六〔3〕　方見《傷寒·太陽》。

甘草四兩，炙　半夏半升　黄芩三兩　黄連一兩　乾薑三兩　人參三兩　大棗十二枚

右七味，以水一斗，煮取六升，去滓，再煎取三升，溫服一升，日三服。《傷寒》無人參。

---

〔1〕　熏之　其下蜀本有"嗄，所嫁反，沙去聲，《玉篇》：聲破"小字注文。

〔2〕　䘌（nì匿）　《類篇》："䘌，蟲食病也。"

〔3〕　二十六　原脱，據目錄、閩本、蜀本補。

苦參湯二十七〔1〕

苦參一升

右一味，以水一斗，煎取七升，去滓，熏洗，日三次。

雄黃散二十八〔2〕

雄黃

右一味，爲末，筒瓦二枚合之，燒向肛薰之。

狐惑二

病者脈數，無熱，微煩，默默但欲臥，汗出，初得之三四日，目赤如鳩眼，七八日，目四眥黑。若能食者，膿已成也，赤小豆當歸散主之。

病者脈數，而無表熱，鬱鬱微煩，默默欲臥，自汗常出，此狐惑之濕旺而木鬱者。初得之三四日，目赤如鳩眼，七八日，目之四眥皆黑，以肝竅於目，藏血而胎火。木鬱生熱，內蒸而不外發，故脈數而身和。木賊土困，故煩鬱而欲臥。風木疏泄，故見自汗。邪熱隨經而走上竅，故目如鳩眼。營血腐敗而不外華，故目眥灰黑。此必作癰膿。若能飲食者，膿已成也，以肉腐膿化，木鬱鬆緩，是以能食。赤小豆當歸散，小豆利水而瀉濕，當歸養血而排膿也。

赤小豆當歸散二十九〔3〕

赤小豆三升，浸令毛〔4〕出，曝乾　當歸十兩〔5〕

右二味，杵爲散，漿水服方寸匕，日三服。

---

〔1〕　二十七　原脫，據目錄、閩本、蜀本補。
〔2〕　二十八　原脫，據目錄、閩本、蜀本補。
〔3〕　二十九　原脫，據目錄、閩本、集成本補。
〔4〕　毛　諸本及《金匱要略·百合狐惑陰陽毒病脈證治》均同作“芽”，似是。
〔5〕　十兩　原作“十四”，據閩本、《金匱要略·百合狐惑陰陽毒病脈證治》改。

陽毒一章〔1〕

陽毒一

陽毒之爲病，面赤斑斑如錦紋，咽喉痛，吐膿血，五日可治，七日不可治，升麻鱉甲湯主之。

陽毒之病，少陽甲木之邪也。相火上逆，陽明鬱蒸，而生上熱。其經自面下項，循喉嚨而入缺盆，故面赤喉痛，而吐膿血。藏氣相傳，五日始周，則猶可治。七日經氣已周，而兩藏再傷，故不可治，《難經》所謂七傳者死也。五十三難：假令心病傳肺，肺傳肝，肝傳脾，脾傳腎，腎傳心，一藏不再傷，故言七傳者死。七日肺肝再傷，故死也。

升麻鱉甲湯，升麻、甘草，清咽喉而鬆滯結，鱉甲、當歸，排膿血而決腐瘀，雄黃、蜀椒，瀉濕熱而下逆氣也。

升麻鱉甲湯三十〔2〕

升麻二兩　鱉甲手指大一片，炙　甘草二兩　當歸一兩　雄黃五錢，研　蜀椒一兩，炒去汗

右六味，以水四升，煮取一升，頓服之，老小再服，取汗。

陰毒一章〔3〕

陰毒一

陰毒之爲病，面目青，身痛如被杖，咽喉痛，五日可治，七日不可治，升麻鱉甲湯去雄黃、蜀椒主之。

陰毒之病，厥陰乙木之邪也。肝竅於目而色青，故面目青。足太陰之脈，上膈而挾咽，脾肝鬱迫，風木衝擊，故身與咽喉皆痛。升麻鱉甲去雄黃蜀椒湯，升麻、甘草，清咽喉而鬆迫結，鱉甲、當歸，破瘀瘀而滋風木也。

---

〔1〕 陽毒一章　原脫，據目錄補。

〔2〕 三十　原脫，據閩本、蜀本、目錄補。

〔3〕 陰毒一章　原脫，據目錄補。

升麻鱉甲去雄黄蜀椒湯三十一〔1〕

升麻二兩　鱉甲手指大一片，炙　甘草二兩，炙　當歸一兩

煎服依前法。陰陽毒有表邪外束，故宜取汗。

---

〔1〕　三十一　原脱，據閩本、蜀本、目録補。

〔內傷〕〔1〕

血痺虛勞 十八章〔2〕

血痺、虛勞，非一病也，而證有相通。血痺之證，必因〔3〕於虛勞，所謂骨弱肌膚盛，重因疲勞汗出是也。虛勞之病，必致於血痺，所謂中有乾血，肌膚甲錯，兩目黯黑是也。

蓋勞傷在乎氣，而病成在乎血，二十二難解《靈樞·經脈》之文：是動者，氣也，所生病者，血也。氣主煦之，血主濡之，氣留而不行者，爲氣先病也，血滯而不濡者，爲血後病也，故先爲是動，後所生也。緣氣無形而難病，病必由於血瘀，血有質而易病，病必由於氣凝。氣倡而血隨之，故氣動則血病也。其未結而方瘀，則上亡於吐衄而下脫於便溺，其既瘀而又結，則淺聚於經絡而深積於藏府。其方瘀而亡脫，以陰氣埋菀〔4〕而中寒也，其既結而積聚，則陽氣壅阻而變熱也。而其先，總緣於土虛。土虛則火熱而水寒，金爍而木枯，中樞敗而四維不轉，故火金傷而神氣病於上，水木損而精血病於下。會仲景建中之義，則血痺、虛勞之病，隨處逢源矣。

---

〔1〕 內傷　原脫，據閩本、蜀本補。
〔2〕 十八章　原脫，據目錄補。
〔3〕 因　原作"致"，據閩本、蜀本改。
〔4〕 菀（yù鬱）　《廣韻》："菀，音鬱，義同。"

血痹二章〔1〕

血痹一

問曰：血痹病，從何得之？師曰：夫尊榮人，骨弱肌膚盛，重因疲勞汗出，臥不時動搖，加被微風，遂得之。但以脈自微濇，在寸口、關上小緊，宜鍼引陽氣，令脈和緊去則愈。

血痹者，血閉痹而不行也。此以尊榮之人，骨弱肉豐，氣虛血盛，重因疲勞汗出，氣蒸血沸之時，安〔2〕臥不時動搖，血方動而身已靜，靜則血凝，加被微風吹襲，閉其皮毛，內鬱不得外達，因此痹著而不流通。

血痹不行，則脈自微濇。風寒外閉，則寸口、關上小緊，緊者，寒閉之脈。清邪居上，故氣行於寸關。此宜鍼引陽氣，令陽氣通達，則痹開而風散，緊去而脈和，自然愈也。

久痹不已，而成乾血，則爲大黃䗪蟲之證矣。

血痹二

血痹陰陽俱微，寸口、關上微，尺中小緊，外證身體不仁，如風痹狀，黃耆桂枝五物湯主之。

血痹寸陽尺陰俱微，其寸口、關上則微，其尺中則微而復兼小緊。脈法：緊則爲寒，以寒則微陽封閉而不上達，故脈緊。外證身體不仁，如風痹之狀，以風襲皮毛，營血凝濇，衛氣鬱遏，漸生麻痹，營衛阻梗，不能煦濡肌肉，久而枯槁無知，遂以不仁。營衛不行，經絡無氣，故尺、寸、關上俱微。營瘀木陷，鬱於寒水而不能上達，故尺中小緊。黃耆桂枝五物湯，大棗、芍藥，滋營血而清風木，薑、桂、黃耆，宣營衛而行瘀濇，倍用生薑，通經絡而開閉痹也。

黃耆桂枝五物湯三十二〔3〕

黃耆三兩　桂枝三兩　芍藥三兩　生薑六兩　大棗十二枚

---

〔1〕　血痹二章　原脫，據目錄補。
〔2〕　安　猶乃也。《荀子・仲尼》："委然成文以示之天下，而暴國安自化矣。"
〔3〕　三十二　原脫，據目錄、閩本、蜀本補。

右五味，以水六升，煮取二升，溫服七合，日三服。一方有
人參[1]。

虛勞十六章[2]

虛勞一

脈弦而大，弦則爲減，大則爲芤，減則爲寒，芤則爲虛，虛
寒相搏，此名爲革，婦人則半産漏下，男子則亡血失精。

此段見《傷寒·脈法》。脈弦而大，弦則爲陽衰而脈減，大
則爲陰衰而脈芤，減則陽氣不足而爲寒，芤則陰血不充而爲虛。
虛寒相合，此名爲革。婦人則半産漏下，男子則亡血失精，以其
陽升而不降，陰降而不升，上熱下寒，陰中無陽，精血失統
故也。

中氣者，交濟水火之媒，水火不濟，總以中氣之虛。後世醫
法不傳，治此乃用清涼滋潤，中氣崩敗，水走火飛，百不一生。
今之醫事，不可問也。漏下者，非經期而血下。血暴脱者，謂之崩中，
如堤崩而水泄也。血續失者，謂之漏下，如屋漏而水滴也。

虛勞二

夫男子平人，脈大爲勞，極虛亦爲勞。

脈大者，表陽離根而外浮，所謂大則爲芤也。極虛者，裏陽
虧乏而内空，所謂芤則爲虛也。或大、或芤，皆以勞傷元氣之
故也。

虛勞三

男子面色薄者，主渴及亡血，卒喘悸，脈浮者，裏虛也。

血者，色之華也，亡血而無以華色，故面色清薄。血弱則發
熱而作渴，《傷寒》所謂諸弱發熱，熱者必渴也。熱盛火炎，則
刑金而作喘。血亡肝虛，風木鬱衝，則生悸動。凡脈浮者，皆緣
裏氣之虛，表陽不能内交也。

---

[1] 一方有人參　原脱，據閩本、蜀本補。
[2] 虛勞十六章　原脱，據目錄補。

虛勞四

男子脈虛沉弦，無寒熱，短氣裏急，小便不利，面色白，時時瞑，兼衄，少腹滿，此爲勞使之然。

脈虛者，空虛而不實。沉者，陽陷而不升。弦者，水寒而木枯也。無寒熱者，無表證也。短氣者，氣不歸根。裏急者，木鬱不達。小便不利者，土濕木陷，不能行水。面色白者，血不華色。時時瞑者，陽不歸根，升浮而眩暈。衄者，肺金之不斂。少腹滿者，肝木之不升。此皆勞傷中氣，不能升降陰陽，故使之然也。

虛勞五

勞之爲病，其脈浮大，手足煩，春夏劇，秋冬瘥，陰寒精自出，痠削不能行[1]。

脈浮大，手足煩者，陽氣內虛而外盛也。春夏陽氣浮升，內愈寒而外愈熱，故劇。秋冬陽氣沉降，外熱輕而內寒減，故瘥。緣中氣虛敗，不能交濟水火，火炎而上熱，水澌[2]而下寒。腎者，蟄閉封藏之官也，水冷不能蟄藏陽氣，則陰寒精自出，水寒不能生發肝木，則痠削不能行也。

虛勞六

男子脈浮弱而澀，爲無子，精氣清冷。

脈浮者，陽虛而不斂也。弱者，氣衰而不振也。澀者，血寒而不流也。此其肝腎陽虧，精氣清冷，不能生子也。

冬水蟄藏，地下溫暖，春時木氣發泄，則陽升而物生。人之所以生子[3]，腎肝之陽旺也，若水寒木枯，生意不旺，不能生子也。

虛勞七

男子平人，脈虛弱細微者，喜盜汗也。

脈虛弱細微者，裏陰盛而表陽虛，寐時衛氣不交，陰分外泄

---

〔1〕　痠削不能行　其下蜀本有“痠，蘇官切，音酸，痠痛”小字注文。
〔2〕　澌　《說文》：“澌，流冰也。”《風俗通》：“冰流曰澌。”引申爲水冷如冰。
〔3〕　物生。人之所以生子者　原作“物人生之所以生子也”，據閩本、蜀本改。

而不斂，故喜盜汗。

虛勞八

人年五六十，其病脈大者，痹挾背行，若腸鳴，馬刀挾癭者，皆爲勞得之。

病脈大者，陽不歸根而外盛也。痹挾背行者，足太陽之經，行身之背，太陽不降，則經氣痹著，挾背而行也。腸鳴者，水寒而木鬱，乙木陷於寒水之中，鬱勃激宕，故雷鳴而氣轉也。馬刀挾癭者，瘰癧之瘡，足少陽之病也。足少陽之經，循頸側而入缺盆，隨足陽明而下降，水寒土濕，胃逆不降，則膽脈上壅，瘀結而生瘰癧。《靈樞·經脈》：膽足少陽之經，是動則病口苦，心脇痛，缺盆中腫痛，腋下腫，馬刀挾癭，《靈樞·癰疽》：其癰堅而不潰者，爲馬刀挾癭，此皆勞傷水土，不能滋培木氣故也。

虛勞九

脈沉小遲，名脫氣，其人疾行則喘喝，手足逆冷，腹滿，甚則溏泄，食不消化也。

脈沉小而遲，是名脫氣，脫氣者，陰中之陽，陷而不升也。其人疾行，則喘喝而仰息，喘喝者，陽中之陽，逆而不降也。氣不歸根，故動則發喘。其手足逆冷，以四肢秉氣於脾胃，脾胃陽虛，四肢失秉，故寒冷不溫。陽氣受於四末，《素問》語。手足者，陽盛之處，溫則爲順，不溫而寒，是謂逆也。脾主升清，胃主降濁，陽衰濕旺，升降反作，清氣陷而濁氣逆，是以腹滿。脾陽升動，則水穀消磨，清陽下陷，磨化失職，是生飧泄，故甚則大便溏泄，食不消化也。

虛勞十

夫失精家，少腹弦急，陰頭寒，目眩，髮落，脈極虛芤遲，爲清穀、亡血、失精，脈得諸芤動微緊，男子失精，女子夢交，桂枝龍骨牡蠣湯主之。

失精之家，風木鬱陷，則少腹弦急。溫氣虛敗，則陰頭寒涼。相火升泄，則目眩髮落。緣水寒不能生木，木氣遏陷，橫塞於少腹，故弦鞭而緊急。肝主筋，前陰者，宗筋之聚，腎肝之陽虛，故陰頭寒冷。水木下寒而不升，則火金上熱而不降，相火升騰，離根而虛飄，故目眩而髮落。其脈極虛芤遲濇，此爲清穀、亡血、失精之診。凡脈得諸芤動微緊，皆陰中無陽，男子則失精，女子則夢交。

蓋乙木生於腎水，溫則升而寒則陷。腎主蟄藏，肝主疏泄，水寒木陷，鬱而生風，肝行其疏泄，腎失其蟄藏，故精滑而遺失也。此其中，全緣土虛。以水木爲陰，隨己土而上升，則下焦不寒，火金爲陽，隨戊土而下降，則上焦不熱。上清則無嗽喘吐衄之證，下溫則無清穀遺精之疾，是謂平人。

脾升胃降之機，是爲中氣。中氣者，升降陰陽之樞，交濟水火之媒，姹女嬰兒[1]之配合，權在於此，道家謂之黃婆，義至精也。其位居坎離之中，戊己之界，此即生身之祖氣，胎元之元神，陰陽之門，天地之根也。《老子》：玄牝[2]之門，是謂天地根，指此。桂枝[3]龍骨牡蠣湯，桂枝、芍藥，達木鬱而清風燥，薑、甘、大棗，和中氣而補脾精，龍骨、牡蠣，斂神氣而澀精血也。

桂枝龍骨牡蠣湯三十三[4]

桂枝三兩　芍藥三兩　甘草二兩　大棗十二枚　生薑三兩　龍骨三兩　牡蠣三兩

右七味，以水七升，煮取三升，分溫三服。

虛勞十一

虛勞裏急，悸，衄，腹中痛，夢失精，四肢痠疼，手足煩

---

[1] 姹（chà 岔）女嬰兒　《淮南子·天文訓》："姹女，丹汞也。"姹女即水銀。《周易參同契·姹女黃芽》："河上姹女，靈而最神，得火即飛，不見埃塵。""嬰兒"，道家稱鉛爲嬰兒。又道家把心名爲嬰兒，把腎名爲姹女。此指後者。

[2] 牝　原作"牡"，據閩本、蜀本、《老子》改。

[3] 桂枝　此下原衍"加"字，據目錄、閩本、蜀本刪。

[4] 三十三　原脫，據目錄、閩本、蜀本補。

熱，咽乾口燥，小建中湯主之。

裏急者，乙木鬱陷，迫急而不和也。木性喜達，鬱而欲發，生氣不遂，衝突擊撞，是以腹痛。肝主筋，諸筋皆聚於節，生氣失政，筋節不暢，故四肢痠疼。膽氣上逆，胸肋壅塞，肝脈上行，升路鬱阻，風木振搖，故心下悸動。子半陽生，木氣萌蘖[1]，而生意鬱陷，不能上達，則慾動而夢交接。益以風令疏泄，是以精遺。風燥亡津，肺府枯槁，故咽乾口燥。風木善泄，肺金失斂，故血衄鼻竅。手之三陽，足之三陰，陷而不升，故手足煩熱。手之三陽不升，則陽中之陽，陷於陰中，足之三陰不升，則陰中之陽，陷於陰中，故手足煩熱。此以中氣虛敗，風木下陷，而相火上逆也。小建中湯，膠飴、甘、棗，補脾精而緩裏急，薑、桂、芍藥，達木鬱而清風火也。

小建中湯三十四[2]　方見《傷寒・少陽》。

桂枝三兩　芍藥六兩　甘草三兩，炙　大棗十二枚　生薑三兩
膠飴一升

右六味，以水七升，煮取三升，去滓，内膠飴，更上微火消解，温服[3]一升，日三服。

嘔家不可用此湯，以甜故也[4]。

虛勞十二

虛勞裏急，諸不足，黃耆建中湯主之。

虛勞之病，脾陽陷敗，風木枯槁，鬱迫不升，是以裏急。木中溫氣，陽氣之根也，生氣之陷，原於陽根之虛，黃耆建中湯，膠飴、甘、棗，補脾精而緩裏急，薑、桂、芍藥，達木鬱而清風

---

〔1〕　萌蘖　喻微小之物。《孟子・告子上》："是其日夜之所息，雨露之所潤，非無萌蘖之生焉。"《集注》："萌，芽。蘖，芽之旁出者也。"

〔2〕　三十四　原脱，據目録、閩本、蜀本補。

〔3〕　服　原脱，據閩本、蜀本補。

〔4〕　嘔家……以甜故也　原脱，據閩本、蜀本、《金匱要略・血痹虛勞病脈證并治》補。

燥，黃耆補肝脾之氣，以培陽根也。

黃耆建中湯三十五〔1〕

桂枝三兩　芍藥六兩　甘草二兩，炙　大棗十二枚　生薑三兩
膠飴一升　黃耆一兩半

於小建中湯內加黃耆一兩半，餘依建中湯法。氣短胸滿者，加生薑。腹滿者，去棗，加茯苓一兩半。及療肺虛損不足，補氣加半夏一兩。

虛勞十三

虛勞腰痛，少腹拘急，小便不利者，八味腎氣丸主之。方在消渴。

腎位於腰，在脊骨十四椎之旁，足太陽之經，亦挾脊而抵腰中。腰者，水位也，水寒不能生木，則木陷於水，而腰痛作。木鬱風生，不能上達，則橫塞少腹，枯槁而拘急。乙木鬱陷，緣於土濕，木遏於濕土之中，疏泄之令不暢〔2〕，故小便不利。八味腎氣丸，附子溫癸水而益腎氣，地黃滋乙木而補肝血，丹皮行血而開〔3〕瘀澀，薯、萸，斂精而止失亡，苓、澤，瀉水而滲濕，桂枝疏木而達鬱也。

虛勞十四

虛勞諸不足，風氣百疾，薯蕷丸主之。

虛勞之病，率在厥陰風木一經。肝脾陽虛，生氣不達，木鬱風動，泄而不藏，於是虛勞不足，百病皆生。肺主收斂，薯蕷斂肺而保精，麥冬清金而寧神，桔梗、杏仁，破壅而降逆，以助辛金之收斂。肝主生發，歸、膠，滋肝而養血，地、芍，潤木而清風，芎藭、桂枝，疏鬱而升陷，以助乙木之生發。土位在中，是爲升降金木之樞，大棗補己土之精，人參補戊土之氣，苓、术、甘草，培土而瀉濕，神麯、乾薑，消滯而溫寒，所以理中而運升降之樞也。

---

〔1〕　三十五　原脫，據目錄、閩本、蜀本補。
〔2〕　不暢　原脫，據閩本、蜀本補。
〔3〕　開　原作“潤”，據閩本、蜀本改。

木位在左，是爲尅傷中氣之賊，柴胡、白薇，瀉相火而疏甲木，黃卷、防風，燥濕土而達乙木，所以剪亂而除中州之賊也。

薯蕷丸三十六[1]

薯蕷三十分　麥冬六分　桔梗五分　杏仁六分　當歸十分　阿膠七分　芍藥六分　乾地黃十分　大棗百枚，爲膏　人參七分　甘草二十八[2]分　白术六分　茯苓五分　神麯十分　乾薑三分　柴胡五分　白薇二分　桂枝十分　防風六分　豆黃卷[3]十分，以黑豆芽爲正　芎藭六分

右二十一味，末之，煉蜜和丸，如彈子大，空腹酒服一丸，一百丸爲劑。

虛勞十五

虛勞虛煩不得眠，酸棗湯主之。

土濕胃逆，相火升泄，是以虛煩，不得眠睡。酸棗湯，甘草、茯苓，培土而瀉濕，芎藭、知母，疏木而清煩，酸棗斂神魂而安浮動也。

酸棗湯三十七[4]

酸棗仁二升　知母二兩　芎藭二兩　甘草一兩　茯苓二兩

右五味，以水八升，煮酸棗仁，取六升，內諸藥，煮取三升，分溫三服。

虛勞十六

五勞虛極，羸瘦腹滿，不能飲食，食傷，憂傷，飲傷，房室

---

[1] 三十六　原脫，據目錄、閩本、蜀本補。

[2] 八　原脫，據蜀本、《金匱要略·血痹虛勞病脈證并治》補。

[3] 豆黃卷　原作"黃豆卷"，據閩本、蜀本、《長沙藥解》卷二、《金匱要略·血痹虛勞病脈證并治》乙轉。

[4] 三十七　原脫，據目錄、閩本、蜀本補。

傷，飢傷[1]，勞傷，經絡營衛氣傷，內有乾血，肌膚甲錯，兩目黯黑，緩中補虛，大黃䗪蟲丸主之。

五勞，五藏之勞病也。《素問·宣明五氣》：久視傷血，久臥傷氣，久坐傷肉，久立傷骨，久行傷筋，是謂五勞所傷。心主血，肺主氣，脾主肉，腎主骨，肝主筋，五勞不同，其病各異，而總以脾胃爲主，以其爲四維之中氣也。故五勞之病，至於虛極，必羸瘦腹滿，不能飲食，緣其中氣之敗也。

五勞之外，又有七傷，飽食而傷，憂鬱而傷，過飲而傷，房室而傷，飢餒而傷，勞苦而傷，經絡營衛氣傷。其傷則在氣而病則在血，血隨氣行，氣滯則血瘀也。血所以潤身而華色，血瘀而乾，則肌膚甲錯而不潤，兩目黯黑而不華。肝竅於目，《靈樞》：肝病者眥青，五閱五使篇。正此義也。血枯木燥，筋脈短縮，故中急而不緩。大黃䗪蟲丸，甘草培土而緩中，杏仁利氣而寫滿，桃仁、乾漆、䗪蟲、水蛭、蠐螬、䗪蟲，破瘀而消癥，芍藥、地黃，清風木而滋營血，黃芩、大黃，瀉相火而下結塊也。

凡五勞七傷，不離肝木，肝木之病，必緣土虛。以中氣勞傷，己土濕陷，風木鬱遏，生氣不達，於是賊脾位而犯中原。脾敗不能化水穀而生肌肉，故羸瘦而腹滿。肝藏血而竅於目，木陷血瘀，皮膚失榮，故肌錯而目黑。大黃䗪蟲丸，養中而滋木，行血而清風，勞傷必需之法也。

大黃䗪蟲丸三十八[2]

大黃十分，蒸　黃芩二兩　芍藥四兩　乾地黃十兩　甘草三兩　杏仁一升　桃仁一升　乾漆一兩　䗪蟲一升　水蛭百枚　蠐螬一升　䗪蟲半升

右十二味，末之，煉蜜爲[3]丸，小豆大，酒飲服五丸，日

---

[1] 飢傷　原脱，據閩本、蜀本、本節黃解、《金匱要略·血痹虛勞病脈證并治》補。

[2] 三十八　原脱，據目錄、閩本、蜀本補。

[3] 爲　原脱，據閩本、蜀本補。

三服。

〔附方〕

《千金翼》炙甘草湯五[1]　方見《傷寒・少陽》。治虛勞諸不足，汗出而悶，脈結心悸，行動如常，不出百日，危急者十一日死[2]。

甘草四兩，炙[3]　桂枝三兩　人參二兩　生薑三兩　大棗三十枚　麥冬半升　阿膠二兩　生地黃一斤　麻仁半升

右九味，以酒七升，水八升，先煮八味，取三升，去滓，内膠，消盡，温服一升，日三服。

〔內傷雜病〕〔1〕

驚悸吐衄下血瘀血 十八章〔2〕

驚悸、吐衄、下血、瘀血，病雖不一而原則無二。驚悸之家，風木鬱動，營血失斂，往往上溢而下泄，不溢不泄，則蓄結而內瘀，內瘀不去，久成痃癖，痃癖漸大，多至殞命而亡身。故瘀血之病，由於吐衄，吐衄之病，根於驚悸，驚悸之病，起於虛勞，虛勞之病，根於中氣之敗。

蓋水寒土濕，不能榮木，肝膽動搖，必生驚悸。驚悸既作，風木疏泄，擾而不靜，經絡堙鬱，凝而不流。以既凝之血，而得疏泄之令，未有不吐衄而便瀉者也。吐下不行，勢必積聚，而爲瘀血。瘀血一成，是爲心腹〔3〕之疾，事如養虎矣。

驚悸、吐衄之法，全以中氣爲主，溫養保固，不可涼瀉。及成瘀血，不得不下，但以下之後，病去而人不殞亡，人存而年不夭折，則善之善矣。

驚悸 四章〔4〕

驚悸一

寸口脈動而弱，動則爲驚，弱則爲悸〔5〕。

---

〔1〕 內傷雜病 原脫，據閩本、蜀本補。
〔2〕 十八章 原脫，據目錄補。
〔3〕 心腹 原作「腹心」，據閩本、蜀本乙轉。
〔4〕 驚悸四章 原脫，據目錄補。
〔5〕 弱則爲悸 其下蜀本有「《説文》：心動也，悸，其季切，」小字注文。

《傷寒·脈法》：陰陽相搏，名曰動，陽動則汗出，陰動則發熱。若數脈見於關上，上下無頭尾，如豆大，厥厥動搖者，名曰動也。動者，動澀而不寧，弱者，濡弱而不暢也。

蓋胃土不降，濁陰升塞，膽木不得下根，則浮蕩而爲動，動即虛飄而驚生，肝木不得上達，則抑鬱而爲弱，弱即振搖而悸作，而總緣土氣之濕，濕則中氣埋塞而木鬱故也。是以虛勞之家，中氣羸困，升降失職，肝膽不榮，無不有驚悸之證。

驚悸之人，營血瘀蓄，風火鼓扇，往往有吐衄之條。仲景列驚悸於虛勞之後，吐衄之先，蓋虛勞、驚悸、吐衄之病，實一本而同源者也。

後世不解，以爲陰虛，反以清涼滋潤之藥，斃其性命。庸工代起，述作相承，億萬生靈，胥[1]罹其禍。愚妄之罪，罄竹難書矣。

驚悸二

師曰：病有奔豚，有吐膿，有驚怖，有火邪，此四部病，皆從驚發得之。

奔豚者，肝木之邪，陽亡土敗，水寒木鬱，風動根搖，奔衝心肺，是謂奔豚。言其勢如奔豚也。吐膿者，驚悸之家，氣動血撓，離經鬱蓄，涌溢陽竅，是爲吐衄。不經吐衄。瘀硋[2]陽氣，陽鬱熱發，淫蒸腐化，隨吐而上，是謂吐膿。驚怖者，水寒土濕，胃氣不降，膽木失根，神魂振惕，是謂驚怖。火邪者，火劫發汗，陽敗驚生，迷亂昏狂，臥起不安，是謂火邪。此四部之病，異派同源，悉屬肝膽。肝膽主驚，皆由木氣受傷，驚發於肝膽，而得之也。

驚悸三

火邪者，桂枝去芍藥加蜀漆龍骨牡蠣救逆湯主之。

《傷寒·大陽篇》：傷寒脈浮，醫以火逼劫之，亡陽，必驚

---

〔1〕　胥　《集韻》："胥，皆也。"

〔2〕　硋　《集韻》："硋，音艾，同礙。"下同。

狂，起臥不安者，桂枝去芍藥加蜀漆龍骨牡蠣救逆湯主之。火邪者，以火劫發汗而中火邪也。《傷寒》：太陽病，以火熏之，不得汗，其人必躁，到經[1]不解，必清血，名爲火邪。汗多亡陽，土敗胃逆，君相飛騰，神魂浮蕩，是以驚生。濁陰上逆，化生痰涎，迷塞心官，是以狂作。桂枝去芍藥加蜀漆龍骨牡蠣救逆湯，蜀漆吐腐敗而療狂，龍骨、牡蠣，斂神魂而止驚，去芍藥者，以其酸寒而瀉陽氣也。

桂枝去芍藥加蜀漆龍骨牡蠣救逆湯 三十九[2] 方見《傷寒·太陽》。

桂枝三兩，去皮　甘草二兩，炙　生薑三兩　大棗十二枚　蜀漆三兩，洗去腥　龍骨四兩　牡蠣五兩，熬

右爲末，以水一斗二升，先煮蜀漆，減二升，内諸藥，煮取三升，去滓，溫服一升。

驚悸四

心下悸者，半夏麻黃丸主之。

陽衰土濕，升降失政，胃土上逆，心下鬱塞，硋厥陰升路。風木上行，不得順達，鬱勃鼓盪，是以心下悸動。半夏麻黃丸，半夏降胃逆而驅濁陰，麻黃瀉堙塞而開經路也。

驚悸之證，土濕胃逆，陽氣升泄，神魂失藏，多不能寐。《靈樞·邪客》：衛氣獨衛其外，行於陽，不得入於陰，行於陽則陽氣盛，不得入於陰，陰虛，故目不瞑，飲以半夏湯一劑，陰陽已通，其臥立至，正此義也。

内傷外感驚悸之證，皆少陽之陽虛，土敗胃逆，膽木失根故也。惟少陽傷寒小建中、炙甘草二證，是少陽之陽旺者。足少陽化氣於相火。汗下傷中，陽亡[3]土敗，甲木拔根，相火升炎，故以生地、芍藥，瀉其相火。此在内傷，必是火敗，以傷寒表邪，鬱其相火，

---

〔1〕 經　其下原衍"經"字，據閩本、蜀本、《傷寒論·辨太陽病脈證并治中》刪。
〔2〕 三十九　原脫，據目錄、閩本、蜀本補。
〔3〕 亡　原脫，據蜀本及上下文義補。

是以火旺也。然火自旺而土自虛，非表裏陽盛者。小建中、炙甘草，皆培土而瀉火。除此無陽旺之驚悸矣。

後世庸工，歸脾加減，天王補心之方，滋陰瀉陽，誤盡天下蒼生。至今海內宗之，加以俗子表章，其禍愈烈！此關天地殺運，非一人之力所能挽也。

半夏麻黃丸四十〔1〕

半夏　麻黃等分

右二味，末之，煉蜜和丸，小豆大，飲服三丸，日三服。

吐衄下血瘀血十四章〔2〕

吐衄下血一

寸口脈弦而大，弦則爲減，大則爲芤，減則爲寒，芤則爲虛，寒虛相搏，此名曰革，婦人則半產漏下，男子則亡血。

此段見虛勞中。亡血之病，無不由於虛寒，虛寒之原，無不由於中氣之敗。其亡於吐衄，非無上熱，上熱者，火烈金燔而不降，其中下則虛寒也。其亡於便溺，非無下熱，下熱者，水冷木鬱而不升，其中上則虛寒也。

中氣者，升降水火之樞軸，樞軸不轉，則火浮而水沉，此亡血之原也。中氣虛寒，陽明不降而辛金逆，鬱爲上熱而沸湧，太陰不升而乙木陷，鬱爲下熱而注泄。外證以弦大之脈，毫不露虛寒之形，此所以後世方書，專事清涼，千手雷同，萬不一生也。不知弦則爲減，減則爲寒，大則爲芤，芤則爲虛，於弦大之中而得虛寒之義，則金逆於上而寸大者，上熱而非下熱也，木陷於下而尺弦者，下熱而非上熱也。

吐衄下血二

病人面無色，無寒熱，脈沉弦者，衄，煩咳者，必吐血，浮

---

〔1〕　四十　原脫，據目錄、閩本、蜀本補。
〔2〕　吐衄下血瘀血十四章　原脫，據目錄補。

弱，手按之絕者，下血。

　　肝藏血而主色，面無色者，血鬱欲脫，而不外華也。無寒熱者，病係內傷，無外感表證也。腎脈沉，肝脈弦，脈沉而弦者，水寒不能生木，木鬱於水而不升也。腎肝之陰，沉實於下，不能上吸陽氣，金逆而不降，故血外溢而上衄。加以煩躁咳嗽，肺胃衝逆，必吐血也。心肺之脈俱浮，浮弱而手按之絕者，金火雙敗，不能歸根，陽氣升泄而不降也。心肺之陽，浮虛於上，不能下呼陰氣，木陷而不升，故血內溢而下泄。

　　血之在下，則藏於木，血之在上，則斂於金，而總統於土，《靈樞》：中焦受氣取汁，變化而赤，是謂血。其亡於吐衄者，陽明之不降也，脫於便溺者，太陰之不升也。太陰、陽明之不治，中氣之敗也。

衄血三

　　師曰：尺脈浮，目睛暈黃，衄未止。暈黃去，目睛慧了，知衄今止。

　　金性收斂，木性疏泄，衄血之病，木善泄而金不斂也。其原總由於土濕，土濕而陽明不降，則辛金上逆而失其收斂，太陰不升，則乙木下陷而行其疏泄。木生於水，尺脈浮者，木陷於水，鬱動而欲升也。肝竅於目，目睛暈黃者，土濕而木鬱也。肝主五色，入脾為黃，《難經》語。木鬱而剋土，黃為土色，土敗故色隨木現。暈者，日外雲氣，圍繞如環。白睛，肺氣所結，手太陰從濕土化氣，濕氣上淫，溢於辛金之位，故白睛黃氣，如日外之環暈，遮蔽陽光，黯淡不清。濕氣埋鬱，肺金失其降斂之性，是以病衄。暈黃既去，雲霧消而天光現，故目睛慧了。此其濕邪已退，木達風清，金斂政肅，是以衄止也。

衄血四

　　又曰：從春至夏衄者，太陽。從秋至冬衄者，陽明。

　　衄者，陽經之病，《靈樞・百病始生》：卒然多食飲，則腸滿，起居不節，用力過度，則絡脈傷，陽絡傷則血外溢，血外溢則衄血，陰絡傷則血內溢，血內溢則後血。陽絡者，陽經之絡，即太陽、陽明之絡也。少陽半表半裏，陰陽相平，故無衄證。傷寒衄證，獨在陽明、太陽二經。《素問·陰陽離合論》：太陽爲開，陽明爲闔，開主表中之表，故春夏之衄，屬之太陽，闔主表中之裏，故秋冬之衄，屬之陽明。

衄血五

衄家，不可發汗，汗出必額上陷，脈緊急，直視不能眴，不得眠[1]。

此段在《傷寒·不可汗》[2]中。汗下忌宜篇[3]。衄家營血上流，陽氣升泄，汗之陽亡，必額上塌陷，經脈緊急，目睛直視，不能眴轉，不得眠睡。

血所以灌經脈而滋筋膜，《素問·五藏生成論》：諸脈者，皆屬於目，肝受血而能視，血隨汗亡，筋脈枯燥，故脈緊直視，不能運轉。陽氣潛藏則善寐，陽根泄露而不藏，故不得眠。

精血，陰也，而內含陽氣，失精亡血之病，人知精血之失亡，而不知其所以泄者，陰中之陽氣也。是以失精亡血之家，脾腎寒濕，飲食不化者，陰中之陽氣敗也。

氣所以熏膚而充身，額上塌陷者，陽分之氣脫也。

吐衄六

亡血家，不可發其表，汗出即寒慄而振。

此段見《傷寒·不可汗》[4]中。汗釀於血而醞於氣，亡血家血亡氣泄，汗之再泄其氣，陽亡火敗，故寒慄而振搖，《經》所謂奪血者勿汗也。

氣，陽也，而其涼肅而降斂者，精血滋生之本也，血，陰也，而其溫暖而升發者，神氣化育之原也，故氣降則水生，血升則火化。水盛則寒，而寒胎於肺氣之涼，火旺則熱，而熱胎於肝血之溫，亡血之家，名爲亡陰而實則亡陽，以亡其血中之溫氣

---

〔1〕　不得眠　其下蜀本有"眴，音縣，《説文》：目動"小字注文。
〔2〕　《傷寒·不可汗》　指《傷寒懸解·不可汗》。
〔3〕　汗下忌宜篇　指《傷寒懸解》卷十四。
〔4〕　《傷寒·不可汗》　指《傷寒懸解·不可汗》。

也。再發其表，血愈泄而陽愈亡，是以寒慄而振也。

吐血七

夫吐血，咳逆上氣，其脈數而有熱，不得臥者，死。

吐血，咳逆上氣，肺金之逆也。其脈數而身熱，躁煩而不臥，則土敗陽亡，拔根而外泄，無復歸宿之望，是以死也。

吐血之死，死於中氣困敗，陽泄而根斷也。後世庸工，以爲陰虛火旺，而用清潤，其書連屋而〔1〕充棟，其人比肩而接踵，遂使千古失血之家，盡死其手，此是幾許痛苦，《隋書》語。不可說也。

吐血八

夫酒客咳者，必致吐血，此因極飲過度所致也。

酒之爲性，善生上熱，而動下濕。酒客咳者，濕盛胃逆，而肺氣不降也。咳而不已，收令失政，必致吐血。此因極飲過度，濕滋土敗，肺胃衝逆所致也。

人知酒爲濕熱之媒，不知酒後煩渴，飲冷食涼，久而脾陽傷敗，必病濕寒。庸工以爲積熱傷陰，最誤天下也。

瘀血九

病人胸滿，脣痿，舌青，口燥，但欲漱水，不欲嚥，無寒熱，脈微大來遲，腹不滿，其人言我滿，爲有瘀血。

胸滿者，胃逆而濁陰不降也。脾竅於口，其華在脣，《素問》語。脣痿者，脾陷而下脣不舉也。心竅於舌，青爲肝色，舌青者，木枯而火敗也。口燥者，肺津不升也。但欲漱水，不欲嚥者，口燥而腹〔2〕濕也。無寒熱者，非表證也。脈微大而來遲者，裏陽不居而表陽亦復不盛也。腹不滿，其人言我滿者，陰凝而氣滯也。此爲內有瘀血。

蓋血以陰質而含陽氣，温則流行，寒則凝結。血之瘀而不行者，藏陰盛而府陽衰，陽衰陰盛，濕旺土鬱，故胃逆而胸滿，脾

---

〔1〕 而　原脱，據閩本、蜀本及下文“比肩而接踵”補。
〔2〕 腹　猶內也。如內地曰腹地。

陷而脣痿。肝主五色而司營血，血行於脈而脈主於心，血瘀而木
鬱於脈，故色見而青發於舌。厥陰以風木之氣，血瘀則木遏而風
動，風動而耗肺津，是以口燥而漱水。陰旺土濕，是以漱水而不
嚥。藏府埋菀，中氣莫運，按之虛空，而自覺壅塞，是不滿而言
滿也。

瘀血十

病者如有熱狀，煩滿，口乾燥而渴，其脈反無熱，此爲陰
伏，是瘀血也，當下之。

如有熱狀者，無熱而似熱也。煩滿者，丁火不降則心煩，辛
金不降則胸滿也。口乾燥渴，即上章之口燥而欲漱水也。其脈反
無熱者，内原無火，故脈不洪數也。此爲陰氣伏留，營血瘀濇，
阻格陽氣，逆而不降，故見以上諸證。是瘀血也，法當下之。下
瘀血湯，見婦人產後。

血之吐、衄、溲、便，必因先瘀而不行。血已鬱矣，而不亡
於吐衄，則血瘀於上，不亡於溲便，則血瘀於下。瘀而不去，較
之外亡者更重，不得不下也。

凡驚悸、吐衄、瘀血，往往相兼而見。虛勞之家，必有驚悸、
吐衄之條。驚悸皆同，而吐衄或不盡然，不知吐衄不見，則瘀血内
凝矣。始若抱卵，終如懷子，環臍結鞕。歲月增添，此病一成，未
有長生者也。男子猶少，婦人最多。初瘀失下，後治頗難也。

吐衄十一

心氣不足，吐血，衄血，大黃黃連瀉心湯主之。

肺金不降，相火失斂，鬱生上熱，而病吐衄。熱傷心氣，故
心氣不足。大黃黃連瀉心湯，瀉心火以救心氣，火瀉而氣復，則
瀉亦成補。亡血皆虛寒病，此用三黃者，經所謂急則治其標也。

大黃黃連瀉心湯四十一〔1〕　《傷寒》大黃黃連瀉心湯，無黃芩。

大黃二兩　黃連一兩　黃芩一兩

---

〔1〕四十一　原脱，據目録、閩本、蜀本補。

右三味，以水三升，煮取一升，頓服之。亦主霍亂。

吐血十二

吐血不止者，柏葉湯主之。

吐血不止者，中寒胃逆，而肺金失斂也。柏葉湯，乾薑溫中而降逆，柏、艾、馬通，斂肺而止血也。

柏葉湯四十二〔1〕

柏葉三兩　乾薑三兩　艾三把

右三味，以水五升，取馬通汁一升，合煮取一升，分溫再服。馬通即馬屎也。

下血十三

下血，先血後便，此近血也，赤小豆當歸散主之。方在狐惑〔2〕。

下血，先血而後便者，此近血，在大便之下者也。脾土濕陷，肝氣抑遏，木鬱風動，疏泄失藏，則便近血。赤小豆當歸散，小豆利水而燥濕土，當歸養血而潤風木也。

下血十四

下血，先便後血，此遠血也，黃土湯主之。

下血，先便而後血者，此遠血，在大便之上者也。便血之證，總緣土濕木遏，風動而疏泄也。其木氣沉陷而風泄於魄門，則便近血，其木氣鬱升〔3〕而風泄於腸胃，則便遠血。黃土湯，黃土、术、甘，補中燥濕而止血，膠、地、黃芩，滋木清風而瀉熱，附子暖水土以榮肝木也。

下血之家，風木鬱遏，未嘗不生燥熱，仲景所以用膠、地、黃芩。而風木鬱遏，而生燥熱，全由水土之濕寒，仲景所以用术、甘、附子。蓋水土溫暖，乙木榮暢，萬無風動血亡之理。風淫不作，何至以和煦之氣，改而爲燥熱哉！燥熱者，水寒土濕，

〔1〕　四十二　原脫，據目錄、閩本、蜀本補。
〔2〕　方在狐惑　原脫，據閩本、蜀本及本書文例補。
〔3〕　升　諸本均同，與上下文義不屬，作"遏"較協。

生氣不遂，乙木鬱怒而風動也。

後世醫書，以爲腸風，專用涼血驅風之藥。其命名立法，荒陋不通，至於脾腎濕寒之故，則絲毫不知，而一味涼瀉。何其不安於下愚，而敢於妄作耶！

黃土湯四十三〔1〕

竈中黃土半斤　甘草三兩　白术三兩　附子三兩，炮　阿膠三兩　地黃三兩　黃芩三兩

右七味，以水八升，煮取三升，分溫三服。亦主吐衄。

---

〔1〕　四十三　原脱，據目錄、閩本、蜀本補。

〔內傷雜病〕[1]

奔豚四章[2]

奔豚之證，水寒土濕，而風木鬱發者也。木生於水而長於土，水寒則不生，土濕則不長，生長不遂，則木鬱而風動。動而不已，則土崩堤壞而木邪奔騰，直衝於胸膈，心腹劇痛，鼻口火發，危困欲死，不可名狀。病勢之惡，未有若此之甚者也。而氣機將作，則悸動先生，悸動者，風木之振搖也。蓋驚悸、奔豚，俱緣亡陽，驚悸即奔豚之前矛，奔豚即驚悸之後勁，同聲一氣之邪，非有二也。其中吐衄之條，往往相兼而見，不吐衄而瘀腐，即爲吐膿之證耳。

大凡虛勞內傷之家，必有驚悸、奔豚之病。奔豚或有時作止，而驚悸則無刻不然，其時常驚悸而奔豚不作者，己土未敗，而風木不能遽發也。然悸動未息，則奔豚雖不發作，而發作之根，未嘗不在。當其少腹鞕塊，歲月增長，即不必發作，而禍根已伏，不可不察也。

奔豚一

師曰：奔豚病，從少腹起，上衝咽喉，發作欲死，復還止，皆從驚恐得之。

《難經》：腎之積，名曰賁豚，發於少腹，上至心下，若豚狀，或上或下無時。《傷寒·霍亂》理中

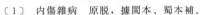

〔1〕 內傷雜病　原脫，據閩本、蜀本補。
〔2〕 四章　原脫，據目錄補。

丸加減：若臍上築者，腎氣動也。《傷寒》：臍下悸者，必發奔豚。其實根原於腎而病發於肝，非純爲腎家之邪也。

病從少腹而起，上於胸膈而衝於咽喉，喘呼閉塞，七竅火生。木氣奔騰，勢如驚豚，若脇，若腹，若心，若頭，諸處皆痛，發作欲死，兇惡非常。及其氣衰而還，諸證乃止。其原皆從驚恐得之。

蓋五藏之志，腎主恐而肝主驚，驚則氣亂，恐則氣下。驚恐之時，肝腎之氣，亂其生發之常，而爲淪落之勢。生氣殞墮[1]，陷於重淵，日月積累，漸成鞕塊。《難經》以爲腎積，究竟是木陷於水，而成積聚也。其結於少腹，堅鞕不移者，奔豚之本。其衝於咽喉，奔突不安者，奔豚之標。其標不無燥熱，而其本則全是濕寒。以少陽甲木下行，而溫癸水，水暖木榮，則膽壯而不生驚恐，甲木拔根，相火升泄，膽肝皆寒，則驚恐作焉。人之倉卒驚恐，而振慄戰搖者，水澌而膽寒也。

奔豚二

奔豚，氣上衝胸，腹痛，往來寒熱，奔豚湯主之。

奔豚之發，木勝而土敗也。木邪奔[2]發，氣上衝胸，脾土被賊，是以腹痛。肝膽同氣，木氣上衝，膽木不得下行，經氣鬱迫，故往來寒熱。以少陽之經，居半表半裏之閒，表陽裏陰，迭爲勝負，則見寒熱之往來。厥陰，風木之氣，風動血耗，木鬱熱發。奔豚湯，甘草補土而緩中，生薑、半夏，降胸膈之衝逆，黃芩、生葛，清膽胃之鬱熱，芎、歸、芍藥，疏木而潤風燥，李根白皮清肝而下奔氣也。

奔豚湯四十四[3]

甘草二兩　半夏四兩　生薑四兩　芍藥二兩　當歸二兩　芎藭二兩　黃芩二兩　生葛五兩　甘李根白皮一升

---

〔1〕殞墮　原作“云隨”，音近之誤，據閩本、蜀本改。

〔2〕奔　其下原衍“豚”字，據閩本、蜀本刪。

〔3〕四十四　原脫，據目録、閩本、集成本補。

右九味，以水二升，煮取五升，温服一升，日三夜一服[1]。

奔豚三

發汗後，燒鍼令其汗，針處被寒，核起而赤者，必發奔豚，氣從少腹上衝心，灸其核上各一壯，與桂枝加桂湯主之。

此段見《傷寒·太陽》。傷寒，燒鍼發汗，汗後陽虛脾陷，木氣不舒。一被外寒，閉其鍼孔，風木鬱動，必發奔豚。若氣從少腹上衝心胸，便是奔豚發矣。宜灸其核上各一壯，以散外寒，即以桂枝加桂湯，疏風木而降奔衝也。

桂枝加桂湯四十五[2]　方見《傷寒·太陽》。

桂枝五兩　芍藥三兩　甘草二兩，炙　大棗十二枚　生薑三兩

右五味，以水七升，微火煮取三升，去滓，温服一升。

奔豚四

發汗後，臍下悸者，欲作奔豚，茯苓桂枝甘草大棗湯主之。

汗亡血中温氣，木鬱風動，搖蕩不寧。則生振悸，輕則枝葉振慉而悸在心下，重則根本撼搖而悸在臍閒。若臍下悸生，則奔豚欲作矣。苓桂甘棗湯，茯苓、桂枝，瀉癸水而疏乙木，甘草、大棗，補脾精而滋肝血也。

茯苓桂枝甘草大棗湯四十六[3]　方見《傷寒·太陽》。

茯苓半斤　桂枝四兩　甘草二兩　大棗十五枚

右四味，以甘瀾水一斗，先煮茯苓，減二升，內諸藥，煮取三升，去滓，温服一升，日三服。

作甘瀾水法：取水二斗[4]，置大盆內，以勺揚之，水上有珠子五六千顆相逐，遂取用之。

---

[1]　一服　原脱，據閩本、蜀本補。

[2]　四十五　原脱，據目錄、閩本、蜀本補。

[3]　四十六　原脱，據目錄、閩本、蜀本補。

[4]　斗　原作“升”，據閩本、蜀本及上文“以甘瀾水一斗”改。

〔內傷雜病〕[1]

水氣 三十二章[2]

　　水氣之病，陽衰土濕，氣鬱而水泛者也。或內停於藏府，或外溢於經絡，內則有氣血之分。外則有風濕之辨。風濕之清濁不同，氣血之上下異位，上下之界，以腰爲準。腰上爲陽，是謂氣分，腰下爲陰，是謂血分。氣分之病，發其汗孔，血分之病，利其水道，而上下疏通，總以保中爲主。中氣輪轉，血溫而升則汗出，氣清而降則便通。

　　蓋水病不離氣，氣病不離水，氣水一物，以上下而異名耳。中焦氣水之交，所以降氣化水，升水化氣之原也，未有中氣不敗而氣水獨病於上下者。治水氣之病，而敗中氣，則人亡矣。

　　後世庸工，加減八味之法，輕者偶服可愈，重病而久服之，以濕土而得地黃，未有不死者。俗子見其偶效，以爲良方，誤人甚多。八味之方，製於仲景，使其可以治水，仲景何以不用，而待下士加減乎！

水氣一

師曰：病有風水，有皮水，有正水，有石水，有黃汗。

　　風水者，水之閉於風邪。皮水者，水之溢於皮膚。正水者，水之正病於肺腎。石水者，水之凝結於腎藏。黃汗者，水之內入於汗孔者也。

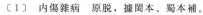

〔1〕內傷雜病　原脫，據閩本、蜀本補。
〔2〕三十二章　原脫，據目錄補。

金匱懸解卷十

東萊都昌黃元御解

水氣二

風水其脈自浮，外證骨節疼痛，惡風。皮水其脈亦浮，外證跗腫，按之没指，不惡風，其腹如鼓，不渴，當發其汗。正水其脈沉遲，外證自喘。石水其脈自沉，外證腹滿不喘。黄汗其脈沉遲，身發熱，胸滿，四肢頭面腫，久不愈，必致癰膿。〔1〕

風水者，風鬱其水也。《素問·水熱穴論》：勇而勞甚則腎汗出，腎汗出逢於風，内不得入於藏府，外不得越於皮膚，客於玄府，行於皮裏，傳爲跗腫，本之於腎，名曰風水。所謂玄府者，汗孔也。風襲皮毛，故其脈自浮。濕流關節，故骨節疼痛。病因風得，是以惡風。

皮水者，水之溢於皮膚，外與風水同處，其脈亦浮。水氣泛溢，營衛鬱阻，故皮肉跗腫，按之没指。不因風得，故不惡風。水脹於腹，是以如鼓。水旺土濕，是以不渴。風水、皮水，皆外在皮裏，法當發汗。

正水者，水之正病於肺腎。少陰水旺，故其脈沉遲。水上連肺，氣道壅遏，故外證自喘。水熱穴論：肺者，太陰也，少陰者，冬脈也，其本在腎，其末在肺，皆積水也，故水病下爲腑腫大腹，上爲喘呼不得臥者，標本俱病。此水之自下而泛濫於上者。

石水者，水之凝結於腎，如石之堅。腎氣實則脹，故外證腹滿。上不至肺，是以不喘。

黄汗者，汗出而浴，水入汗孔，浸於經絡。水旺陰盛，故其脈沉遲。水遏陽氣，不得外達，故身發熱。土濕胃逆，肺氣不降，是以胸滿。濁氣上壅，故頭面腫。土敗不能行氣於四肢，故四肢腫。久而不愈，濕鬱爲熱，肌肉腐爛，必致癰膿也。

水氣三

寸口脈沉滑者，中有水氣，面目腫大，有熱，名曰風水。視

---

〔1〕癰膿　其下蜀本有"跗，音膚，足也"小字注文。

人之目窠上微腫，如蠶新臥起狀，其頸脈動，時時咳，按其手足上陷而不起者，風水。

寸口脈沉者，腎陰之盛，滑者，風客皮毛，水氣內鬱而動盪也，是謂中有水氣。面目腫大，身上有熱，名曰風水。視人之目窠上微微擁腫，如蠶之新臥起狀，其頸脈振動，時時咳嗽，按其手足上陷而不起者，是風水也。視人之目窠上至末，《靈樞·論疾診尺篇》文。水脹篇《素問·平人氣象論》皆有此段，而語稍不同。《素問·評熱病論》：諸有水氣者，微腫先見於目下也。水者陰也，目下亦陰也，腹者至陰之所居，故水在腹者，必使目下腫也。其氣上逆，故口苦舌乾，臥不得正偃，正偃則咳出清水也。此論風水，岐伯曰：病名爲風水。頸脈者，足陽明之人迎，動於結喉之旁。頸脈動，時時咳者，胃氣之上逆。按其手足，陷而不起者，腫之堅厚也。

水氣四

太陽病，脈浮而緊，法當骨節疼痛，反不疼，身體反重而痠，其人不渴，汗出即愈，此爲風水。惡寒者，此爲極虛發汗得之。渴而不惡寒者，此爲皮水。身腫而冷，狀如周痹，胸中窒，不能食，反聚痛，暮躁不得眠，此爲黃汗。痛在骨節，咳而喘，不渴者，此爲脾脹，其狀如腫，發汗則愈。然諸病此者，渴而下利，小便數者，皆不可發汗。

太陽病，脈浮而緊，是傷寒之脈，法當骨節疼痛，今反不疼，身體反重著而痠，其人不渴，是非傷寒，乃水氣在內，發汗則愈，此爲風水也。其惡寒者，此爲陽氣極虛，而又發汗亡陽而得之。其渴而不惡寒者，衛陽未泄，此爲皮水。若身體胕腫寒冷，狀如周痹，隨經脈上下而痛作，胸中窒塞，不能下食，氣反聚痛於膈上，暮躁不得眠睡，此爲黃汗。若痛在骨節，咳而發喘，口不渴者，此爲脾脹。以濕土壅阻，肺氣鬱砫，故咳喘俱作。其狀亦如胕腫，乃內脹而非外腫也。以上諸證，皆發汗以泄其水氣則愈。然諸病此者，設若渴而下利，小便數者，津液內耗，不可發汗也。

水氣五

脈浮而洪，浮則爲風，洪則爲氣，風氣相搏，風强則爲癮疹，身體爲癢，癢者爲泄風，久爲痂癩，氣强則爲水，難以俯仰。風氣相繫，身體洪腫，汗出乃愈。惡風則虛，此爲風水。不惡風者，小便通利，上焦有寒，其口多涎，此爲黃汗。

脈浮而洪，浮則爲風邪之外襲，洪則爲衛氣之內鬱。風性疏泄，氣性斂閉，外風與內氣相搏，風泄於外，氣閉於內，營鬱熱作，透出汗孔，而見紅斑，是謂痧疹。氣之爲性，愈泄則愈斂，若風强而外泄，氣强而內閉，則紅斑不出，其風强而氣不能全閉，紅斑半出，出而不透，隱見於皮膚之內，是爲癮疹。氣不透出，則鬱而爲癢，癢者名爲泄風。泄風者，風之半泄而未透也，《素問·風論》：外在腠理，則爲泄風是也。泄風不愈，營血之鬱熱莫宣，久而肌肉腐潰，則爲痂癩，義詳風論。《素問》名爲癩風，亦曰脈風，脈要精微論謂脈風成爲癩是也。《金匱》此段，見《傷寒·脈法》。蓋肺竅於鼻，司衛氣而主皮毛，衛氣鬱，故皮腫毛落而鼻壞。法當瀉衛氣之閉遏，清營血之鬱熱，則瘡癩平矣。若氣强而風不能半泄，則氣閉而爲水。以氣爲水母，氣行則水行，氣鬱則水鬱也。氣水鼓脹，故難以俛仰。風氣搏結，兩相維繫，營衛鬱阻，氣水不行，故身體洪腫。汗出而水氣外泄，腫乃愈也。惡風者，是其表氣之虛，得風則衛氣愈閉而病加，是以惡之，此爲風水。不惡風者，小便通利，上焦有寒，肺氣不降，其口多涎，此爲黃汗。黃汗者，土濕木鬱，而生下熱，上原無熱，惟有寒也。

水氣六

趺陽脈當伏，今反緊，本自有寒，疝瘕，腹中痛，醫反下之，即胸滿短氣。趺陽脈當伏，今反數，本自有熱，消穀，小便數，今反不利，此欲作水。

趺陽脈當伏，今反緊，緊則爲寒，本自當有寒，疝瘕，腹中疼痛。醫不用溫，而反下之，土敗胃逆，即胸滿而短氣也。趺陽脈當伏，今反數，數則爲熱，本自當有內熱，消穀，小便數，今反小便不利，此欲作水也。蓋素有伏氣者，趺陽脈亦當有伏留之象，而伏氣有寒熱之不同。寒伏則脈緊，此當有寒，疝瘕，腹中痛，醫反下之，即胸滿而短氣。熱伏則脈數，此當有積熱，消水穀而便數。今反不利，此水穀不消，內原無熱，欲作水也。

水氣七

寸口脈浮而遲，浮脈則熱，遲脈則潛，熱潛相搏，名曰沉。趺陽脈浮而數，浮脈即熱，數脈即止，熱止相搏，名曰伏。沉伏相搏，名曰水。沉則絡脈虛，伏則小便難，虛難相搏，水走皮膚，即爲水矣。

寸口脈浮而遲，浮脈即爲陽盛而上熱，遲脈即爲陰盛而下潛，上熱與下潛相搏，是陰氣不升，其名曰沉。趺陽脈浮而數，浮脈即爲陰虛而上熱，數脈即爲陽盛而上止，上熱與上止相搏，是陽氣不降，其名曰伏。陰之下沉與陽之上伏相搏，則陰中無陽而水不化氣，其名曰水。陰升於上，是謂清陽，水升而化陽氣，故絡脈充滿，陰沉而不升，則絡脈虛。陽降於下，是謂濁陰，氣降而化陰水，故小便通利，陽伏而不降，則小便難。絡脈之虛與小便之難相搏，則水不滲於膀胱而逆走於皮膚，即爲水矣。搏者，合也。

水病原於下寒，今陽氣伏止於上而不下交，陰氣沉潛於下而不上交，則水不能化氣而水道瘀塞，絡脈空虛。積水無下泄之路，盛滿莫容，則避實而走虛，游溢於經絡而浸淫於皮膚，必然之勢也。

水氣八

寸口脈弦而緊，弦則衛氣不行，即惡寒，水不沾流，走於腸閒。

弦爲肝脈，緊爲腎脈，寸口脈弦而緊，腎肝陰盛，營陰束其衛陽，衛氣不行，即見惡寒。陽氣敗沒，陰水泛濫，停瘀而不沾流，故走於腸閒，瀝瀝有聲也。

水氣九

少陰脈沉而緊，緊則爲痛，沉則爲水，小便即難。

少陰脈沉而緊，陰旺而水寒也。緊則寒氣凝澀而爲痛，沉則陰氣結澌而爲水，水寒木鬱，膀胱不泄，小便即難也。

水氣十

脈得諸沉，當責有水，身體腫重。水病脈出者，死。

脈得諸沉，陰旺水寒，不能化氣，當責有水。水溢皮膚，身體腫重，是其證也。水病脈沉，若脈出者，陽根下斷，升浮無歸，法當死也。

水氣十一

夫水病人，目下有臥蠶，面目鮮澤，脈伏，其人消渴，病水。腹大，小便不利，其脈沉絶者，有水，可下之。

目下，陽中之陰位，水氣上溢，陰位先凝，故目下擁腫如臥蠶也。水氣浸潤，故面目鮮澤，所謂色鮮明者，有留飲也。首卷藏府經絡語。脈伏者，伏留而不動也。消渴者，水泛而火逆，木鬱而風動也。如此，法當病水。若腹大而小便不利，其脈沉絶者，此爲有水，可下之也。

水氣十二

問曰：病下利後，渴而飲水，小便不利，腹滿因腫者，何也？答曰：此法當病水。若小便自利及汗出者，當自愈。

病下利後，陽亡土濕，木鬱風動，渴而飲水，小便不利，腹滿因致胕腫者，此法當病水。若內而小便自利，及外而汗出者，自當平愈，是以水病有發汗利水之法也。

水氣十三

心水者，其身重而少氣，不得臥，煩而躁，其人陰腫。

心水者，水滅火也。陰盛陽虛，故身重而少氣。陽不根陰，故煩躁不得臥寐。火種下絶，肝腎寒凝，故陰器腫[1]大也。

水氣十四

肝水者，其腹大，不能自轉側，脇下腹痛，時時津液微生，小便續通。

肝水者，水乘木也。木鬱賊土，是以腹大。肝脈自少腹而循脇肋，行身之側，脾脹肝鬱，經脈迫急，故不能轉側而脇腹時痛也。風木疏泄，故時時津液微生於上，小便續通於下也。

水氣十五

肺水者，其身腫，小便難，時時鴨溏。

---

〔1〕 腫. 原作“種”，形近之誤，據本節經文改。

肺水者，水乘金也。肺主氣，衛氣不行，故其身腫。氣生水，肺氣不化，故小便難。肺爲太陰，化氣於濕土，下與大腸相表裏，大腸燥金，亦從濕化，收斂失政，故時時鴨溏。

水氣十六

脾水者，其腹大，四肢苦重，津液不生，但苦少氣，小便難。

脾水者，水侮土也。脾爲太陰濕土，水盛土濕，乙木不達，鬱怒而賊脾土，脾氣脹滿，是以腹大。脾主四肢，濕流關節，故四肢苦重。木鬱風動，肺津傷耗，故津液不生。脾土被賊，困乏衰倦，故苦少氣。土濕木鬱，不能泄水，故小便難。

水氣十七

腎水者，其腹大，臍腫，腰痛，不得溺，陰下濕，如牛鼻上汗，其足逆冷，面反瘦。

腎水者，水自傷也。水盛而侮土，土濕木鬱，是以腹大。臍居上下之交，中氣所在，寒水侮土，中氣崩潰，是以臍腫。臍腫腹大，總緣土敗，所謂腎氣實則脹也。腰者，腎之府也，水旺木鬱，陷於腎部，盤塞不舒，是以腰痛。乙木不能疏泄，故不得溺。腎開竅於二陰，前陰者，宗筋之聚，肝之所司也，水寒土濕，肝木鬱陷，濕氣外蒸，故陰下濕，如牛鼻上汗。腎脈自足走胸，寒水下旺，經脈不升，故其足逆冷。陽明行身之前，循面下項，陽明從燥金化氣，是爲燥土，水侮土敗，太陰濕土之部，無不胕腫，而燥被濕奪，亦當腫及陽明之分。但陽明爲三陽之長，首面又六陽之會，以燥土而居陽盛之地，是以面部不腫。陽明太陰，同主肌肉，水勝土負，肌肉消減，故面部不腫，反見其瘦也。

《素問·陰陽別論》：三陰結，謂之水。三陰者，太陰也，手太陰肺不能行水，足太陰脾不能制水，陰氣凝結，是以水泛。究竟化水者脾肺，司水者腎也，然則太陰者，水病之標，少陰者，水病之本。手之少陰，是爲丁火，足之少陰，是謂癸水，丁火不根於癸水之中，此少陰水病所由作也。水盛則滅火而侮土，水漸土敗，隄防崩毀，水病既成，不可醫矣。

治法補火燥土，以制癸水，而橫流倒注，實因水竅不開，則條達厥陰，以通疏泄之路，不易之訣也。厥陰風木，性主疏泄，汗溺皆司。汗孔、尿孔，水之去路也。

水氣十八

問曰：病者苦水，面目身體四肢皆腫，小便不利，脈之，不言水，反言胸中痛，氣上衝咽，狀如炙肉，當微咳喘，審如師言，其脈何類？師曰：寸口脈沉而緊，沉爲水，緊爲寒，沉緊相搏，結在關元。始時尚微，年盛不覺。陽衰之後，營衛相干，陽損陰盛，結寒微動，腎氣上衝，咽喉塞噎，脇下急痛。醫以爲留飲，而大下之，氣繫不去，其病不除。復更吐之，胃家虛煩，咽燥欲飲水，小便不利，水穀不化，面目手足浮腫。又與葶藶丸下水，當時如小差。食飲過度，腫復如前，胸脇苦痛，象若奔豚。其水揚溢，則咳喘逆。當先攻擊衝氣，令止，乃治咳，咳止，其喘自差。先治新病，病當在後[1]。

病者苦水，面目身體四肢皆腫，小便不利，是水也。乃脈之，不言水，反言胸中痛，氣上衝咽喉，狀如炙肉，當微作咳喘，緣其寸口脈沉而緊。沉爲水盛，緊爲寒凝，沉緊相搏，水寒結在任脈之關元。始時病氣尚微，年方盛壯，不知覺也。及乎年邁陽衰之後，營衛俱虛，兩相干礙，是時陽損陰盛，關元之結寒，微微動作，腎中陰氣，隨而上衝，是以咽喉塞噎，狀如炙肉。水寒木鬱，故脇下急痛。醫不知是結寒，以爲留飲，而大下之，寒氣維繫而不去，其病不能除也。復重吐之，以傷胃氣，胃逆而生虛煩，咽燥而欲飲水。其小便不利，前無滲泄之路，而水穀陳宿，不能腐化，水溢經絡，是以面目手足浮腫。醫又[2]與葶藶丸下水，積水初下，當時如小差。遇食飲過度，傷其脾胃，水氣泛濫，腫復如前。風木鬱衝，胸脇苦痛，象若奔豚升突。

---

〔1〕 在後　其下蜀本有"噎，音咽，《說文》：飯窒也"小字注文。
〔2〕 又　原作"反"，形近之誤，據閩本、蜀本、本節改。

其水邪上騰，揚溢胸膈，壅其肺氣，故咳嗽喘逆俱作。治法當先攻擊衝氣，令止，乃後治咳，咳止，其喘自差。先治其衝氣之新病，咳喘之病，當在後也。腎肝衝氣，因於下有結寒，當以溫暖腎肝之藥，下其衝氣。

水氣十九

師曰：寸口脈沉而遲，沉則爲水，遲則爲寒，寒水相搏，趺陽脈伏，水穀不化，脾氣衰則鶩溏，胃氣衰則身腫。少陽脈卑，少陰脈細，男子則小便不利，婦人則經水不通。經爲血，血不利則爲水，名曰血分。

寸口脈沉而遲，沉則陰盛而爲水，遲則陽虛而爲寒，寒水相搏，陰盛陽奔，故趺陽脈伏，水穀不化。太陰主內，脾氣衰則濕旺而鶩溏，陽明主外，胃氣衰則陽敗而身腫。於是少陽之脈卑，相火虛而形於左關，少陰之脈細，寒水旺而現於尺中。寒氣下凝，男子得此，則小便不利，婦人得此，則經水不通。經水爲血，血原於腎而藏於肝，水暖木榮，則血流而水利，水寒木鬱，則血瘀而水[1]凝。緣血中溫氣，實胎君火，火敗血瘀，水病必作，故經脈不利則爲水。寸口主血，此以血分之寒而病水，根起於下焦者也。

水氣二十

師曰：寸口脈遲而澀，遲則爲寒，澀爲血之不足。趺陽脈微而遲，微則爲氣，遲則爲寒。寒氣不足，則手足逆冷，手足逆冷，則營衛不利，營衛不利，則腹滿脇鳴相逐，氣轉膀胱。營衛俱勞，陽氣不通即身冷，陰氣不通即骨疼。陽前通則惡寒，陰前通則痺不仁。陰陽相得，其氣乃行，大氣一轉，其氣乃散，實則失氣，虛則遺溺，名曰氣分。

寸口脈遲而澀，遲則爲陰盛而寒，澀則爲血之不足。趺陽脈微而遲，微則爲氣之不足，遲則爲陽虛而寒。寒旺而氣血不足，則手足厥逆而寒冷。手足逆冷，則營衛凝澀而不利。營衛不利，經絡壅

---

〔1〕 水　原作“外”，據閩本、蜀本改。

塞，則藏府鬱遏而腹滿。肝司營血而行於左脇，肺司衛氣而行於右
脇，中氣脹滿，硋左升右降之路，則兩脇滯氣，雷鳴相逐，下轉於
膀胱。營衛之氣，不得順行，逼而下轉，俱致勞傷而鬱結不行，堵
塞膀胱注泄之路，此水病之所以作也。衛鬱而陽氣不通，即內陷而
身冷，營鬱而陰氣不通，即外束而骨痛。陽欲前通而未能遽通，則
寒慄而不舒，陰欲前通而未能遽通，則麻痺而不仁。必陰陽和調而
相得，其氣乃行。陰不乘陽，則衛氣外行，陽不乘陰，則營氣內行，是謂相
得。行則大氣一轉，膀胱之滯氣乃散。散則滯氣泄於二陰之竅，實
則失氣於後陰，虛則遺溺於前陰，滯氣泄則水道通矣。趺陽主氣，
此因氣分之寒而病水，根原於上焦者也。

　　二章總承以上諸水證，雖有表裏之辨，藏府之別，名目非
一，證狀不同，其究不過血分氣分二者而已。氣分之病，心肺之
陽虛，血分之病，腎肝之陰盛也。血分病水，因於腎寒，血以水
爲母而火爲子[1]，水陰而火陽，往往下寒而上熱。若氣分病水，
則火滅而陽亡，上下俱寒也。

水氣二十一

　　師曰：諸有水者，腰以下腫，當利小便，腰以上腫，當發汗
乃愈。

　　諸有水者，腰以下腫，是氣鼓也，氣鼓因於土濕而氣陷，腰
以上腫，是水脹也，水脹因於土虛而水逆。蓋氣中之水降，則水
不上逆，水中之氣升，則氣不下陷。水位於下，氣所化也，氣清
則化水，循經而降，至腰以下而水成矣，氣位於上，水所生也，
水溫則化氣，循藏而升，至腰以上而氣成矣。氣之在上，清者歸
於心肺而化神氣，濁者外發而爲汗，水之在下，精者入於腎肝而
化精血，粗者外滲而爲溺。其所以上下升降，化生氣水者，中氣
之旺也。中焦氣水之交，氣水未分，非水非氣，其象如漚。中氣
衰敗，升降失職，氣陷於下，膀胱閉癃，水竅不開，則腰以下
腫，故當利水，水逆於上，玄府緻密，汗孔不泄，則腰以上腫，

---

〔1〕 血分病水……而火爲子　原作“病水者，因於腎寒”，據蜀本改。

故當發汗。腰以下腫，所謂血分也，腰以上腫，所謂氣分也。水病非一，隨處異名，約而言之，氣分、血分盡之矣。

水氣二十二

風水，脈浮身重，汗出惡風者，防己黃耆湯主之。方在濕病。腹痛者，加芍藥。

此段見濕病。風水，脈浮身重，汗出惡風者，汗出當風，竅閉汗回，浸淫經絡，是謂風水。風性發揚，是以脈浮。水性沉著，是以身重。風性疏泄，是以汗出。病因風得，是以惡風。防己黃耆湯，朮、甘，燥土而補中，黃耆益衛而發表，防己利水而瀉濕也。土濕木鬱，肝氣賊脾，則病腹痛，芍藥瀉木而清風也。

水氣二十三

風水惡風，一身悉腫，脈浮不渴，續自汗出，無大熱，越婢湯主之。

風水惡風，一身悉腫者，水脹於經絡也。續自汗出，無大熱者，表鬱熱作，熱蒸於內，風泄於外，是以汗出。而泄之不透，故外無大熱。越婢湯，麻黃、石膏，發表而清熱，薑、甘、大棗，補土而和中也。

越婢湯四十七[1]

麻黃六兩　石膏半斤　甘草二兩　大棗十五枚　生薑三兩

右五味，以水七升，先煮麻黃，去上沫，內諸藥，煮取三升，分溫三服。惡風，加附子一枚。風水，加白朮四兩[2]。

水氣二十四

皮水爲病，四肢腫，水氣在皮膚中，四肢聶聶動者，防己茯苓湯主之。

陽受氣於四肢，皮水爲病，陽衰濕旺，故四肢腫[3]。水氣

---

[1] 四十七　原脫，據目錄、閩本、蜀本補。

[2] 惡風……加白朮四兩　原作“惡風者，加附子”，據蜀本、集成本、《金匱要略·水氣病脈證并治》改。

[3] 陽受氣……故四肢腫　原作“皮水爲病，四肢俱腫”，據蜀本、集成本改。

在皮膚之中，鬱遏風木之氣，故[1]四肢聶聶動搖，《左傳》：風淫末疾，譬之樹在風中，根本未動，而枝葉先搖。防己茯苓湯，甘草補中而培土，黄耆、桂枝，宣營衛之鬱，防己、茯苓，瀉皮膚之水氣[2]也。

防己茯苓湯四十八[3]

防己三兩　茯苓六兩　黄耆三兩　桂枝三兩　甘草二兩

右五味，以水六升，煮取二升，分温三服。

水氣二十五

厥而皮水者，蒲灰散主之。方在消渴。

水在皮膚，阻遏陽氣，不得四達，故四肢厥冷。蒲灰散，蒲灰、滑石，利水而瀉濕也。

水氣二十六

裹水者，一身面目黄腫，其脈沉，小便不利，故令病水。假令小便自利，此亡津液，故令渴，越婢加术湯主之。

裹水，水在藏府之裹，即正水、石水及五藏之水也。一身面目黄腫，水旺土濕，木鬱爲黄，緣木主五色，入土化黄也。陰盛，故脈沉。木氣遏陷，莫能疏泄，小便不利，故令病水。假令小便自利，此亡肺家津液，故令作渴。便利口渴，則水不但在裹而亦在表，脈必兼浮，不全是沉。宜越婢加术湯，薑、甘、大棗，補土而和中，麻黄、石膏，發表而清熱，白术生津而止渴也[4]。

---

[1]　故　原脱，據蜀本、集成本補。

[2]　水氣　原作“風水”，據蜀本、集成本改。

[3]　四十八　原脱，據目録、閩本、蜀本補。

[4]　裹水，水在藏府之裹……生津而止渴也　蜀本、集成本作“裹水者，土濕木鬱，浸淫經絡，故一身面目黄腫。緣木主五色，入土化黄故也。本氣過陷，故其脈沉。疏泄不行，故小便不利。膀胱閉癃，濕無去路，故令病水。假令小便自利，是風動而行疏泄，津液耗傷，故令發渴。越婢加术湯，甘草、薑、棗，和中而補土，石膏清金而瀉熱，白术燥土而生津液，麻黄發汗以瀉水濕也。
蓋濕淫之病，善傷津液，以其木鬱風動，疏泄失藏故也。白术氣味淳厚，能燥土，亦能生津，濕證發渴之靈丹也。”録之以供互參焉。

越婢加术湯四十九[1]

麻黄六兩　石膏半斤　生薑三兩　甘草二兩　大棗十二枚　白术四兩

右六味，以水六升，先煮麻黄，去上沫，内諸藥，煮取三升，分温三服。

水氣二十七

裏水，越婢加术湯主之，甘草麻黄湯亦主之。

裏水，越婢加术湯，主小便自利而渴者，甘草麻黄湯，主小便不利而無渴者[2]，皆用麻黄，使裏[3]水化汗而外泄也。

甘草麻黄湯五十[4]

甘草二兩　麻黄四兩

右二味，以水五升，先煮麻黄，去上沫，内甘草，煮取三升，温服一升，重覆汗出。不汗，再服。慎風寒。

水氣二十八

水之爲病，其脈沉小，屬少陰。浮者爲風，無水虛腫者，爲氣水，發其汗即已。脈沉者，宜麻黄附子湯，脈浮者，宜杏子湯。

水之爲病，其脈沉小，屬之少陰，腎脈沉小也。浮者爲風，風性發揚也。無水虛腫者，名爲氣水，其實是氣，而非水也。凡此諸證，發其汗即已。但脈有浮沉，則藥有温清之不同耳。脈沉者，宜麻黄附子湯，温中下而發表，浮者，宜杏子湯，清中上而發表也。

麻黄附子湯五十一[5]　方見《傷寒·少陰》。即麻黄附子甘草湯，而分兩不同。

---

〔1〕四十九　原脱，據目録、閩本、集成本補。
〔2〕主小便不利而無渴者　閩本作“主小便不利無汗而渴者”可參。
〔3〕裏　原作“利”，據閩本改。
〔4〕五十　原脱，據目録、閩本、集成本補。
〔5〕五十一　原脱，據目録、閩本、集成本補。

麻黃三兩　甘草一兩　附子一枚，炮

右三味，以水七升，先煮麻黃，去上沫，內諸藥，煮取二升半，溫服八合，日三服。

杏子湯五十二〔1〕　方見《傷寒·太陽》。原方闕載，取《傷寒》麻杏石甘湯補。

杏子五十枚　麻黃四兩　石膏半斤，碎，綿裹　甘草二兩，炙

右四味，以水七升，先煮麻黃，減二升，去上沫，內諸藥，煮取二升，去滓，溫服一升。

水氣二十九

問曰：黃汗之爲病，身體腫，發熱汗出而渴，狀如風水，汗沾衣，色正黃如蘖汁，脈自沉，何從得之？師曰：以汗出入水中浴，水從汗孔入得之，宜黃耆芍藥桂酒湯主之。

黃汗爲病，身體胕腫，發熱汗出而渴，狀如風水，汗沾衣上，色正黃如蘖汁。此以汗出入水，水從汗孔入裏，浸淫經絡，阻其營衛，衛鬱而爲腫，營鬱而爲熱。經熱鬱蒸，泄而爲汗，肌肉滋濕，汗色正黃。緣脾爲濕土而主肌肉，土濕木鬱，則發黃色，木主五色，入土化黃故也。木鬱風動，是以發渴。木氣遏陷，是以脈沉。黃耆芍藥桂酒湯，黃耆、桂枝，行營衛之鬱遏，芍藥、苦酒，瀉經絡之瘀熱也。

黃耆芍藥桂酒湯五十三〔2〕

黃耆五兩　芍藥三兩　桂枝三兩

右三味，以苦酒一升，水七升，相合，煮取三升，溫服一升。當心煩，服至六七日乃解。若心煩不止者，以苦酒阻故也。苦酒，即醋也。

水氣三十

黃汗之病，兩脛自冷，假令發熱，此屬歷節。食已汗出，又

---

〔1〕 五十二　原脫，據目錄、閩本、集成本補。
〔2〕 五十三　原脫，據目錄、閩本、集成本補。

身常暮盜汗出者，此營氣也。若汗出已，反發熱者，久久其身必甲錯。發熱不止者，必生惡瘡。若身重，汗出已輒輕者，久久必身瞤，瞤即胸中痛。又從腰以上必汗出，下無汗，腰髖弛痛，如有物在皮中狀，劇者不能食，身疼重，煩躁，小便不利，此爲黃汗，桂枝加黃耆湯主之。

　　黃汗之病，經熱內鬱，而不外達，故兩脛自冷。假令發熱，是寒濕格其陽氣，外熱內寒，此屬歷節。黃汗外冷內熱，食後已水穀未消，中氣脹滿，經熱愈鬱，皮毛蒸泄，是以汗出。又暮常盜汗出者，此衛氣不斂，營氣之外泄也。若汗出之後，反更發熱者，經熱不爲汗減，久而營血瘀蒸，不能外華，皮膚肌膚枯澀，必生甲錯。發熱不止，血肉腐潰，必生惡瘡。若身體沉重，汗後輒輕者，濕隨汗泄，暫時輕鬆，久而汗奪血虛，木枯風作，必生瞤動。瞤即風木鬱衝，胸中疼痛。風木升泄，故汗出腰半以上。風木鬱勃，經絡鼓盪，故腰髖弛痛，如有物在皮中。濕遏經絡，故身體疼重，煩躁。濕旺木鬱，故小便不利。此爲黃汗，宜桂枝加黃耆湯，薑、甘、大棗，培土而和中，芍藥、桂枝，通經而瀉熱，黃耆助衛氣以達皮毛。輔以熱粥，而發微汗，以瀉經絡之鬱熱也。

桂枝加黃耆湯五十四[1]

　　桂枝三兩　芍藥三兩　甘草二兩　大棗十二枚　生薑三兩　黃耆二兩

　　右六味，以水八升，煮取三升，溫服一升，須臾食熱稀粥一升餘，以助藥力，取微汗。若不汗，更服。

水氣三十一

　　氣分，心下堅，大如盤，邊如旋杯，桂甘薑棗麻附細辛湯主之。

　　氣分，清陽之位，而濁氣痞塞，心下堅，大如盤，邊如旋

---

〔1〕　五十四　原脱，據目錄、閩本、集成本補。

杯，此下焦陰邪逆填陽位，必緣土敗而水侮也。桂甘薑棗麻附細辛湯，甘草培其土虛，附子溫其水寒，麻黃瀉其滯氣，薑、桂、細辛，降其濁陰也。

桂甘薑棗麻附細辛湯五十五〔1〕

桂枝三兩　生薑三兩　甘草二兩　大棗十二枚　麻黃二兩　附子一枚，炮　細辛三兩〔2〕

右七味，以水七升，先煮麻黃，去上沫，內諸藥，煮取二升，分溫三服。當汗出，如蟲行皮中，即愈。

水氣三十二

心下堅，大如盤，邊如旋杯，水飲所作，枳术湯主之。

心下堅，大如盤，邊如旋杯，此緣水飲所作。以水旺土濕，胃氣上逆，壅阻膽經下行之路，因而痞結心下，堅鞕不消。枳术湯，枳實瀉水而消痞，白术燥土而補中也。

枳术湯五十六〔3〕

枳實七枚　白术二兩

右二味，以水五升，煮取三升，分溫三服。腹中輭，即當散也。

---

〔1〕 五十五　原脫，據目錄、閩本、集成本補。
〔2〕 三兩　閩本、《金匱要略·水氣病脈證并治》作“二兩”。
〔3〕 五十六　原脫，據目錄、閩本、集成本補。

〔内傷雜病〕〔1〕

消渴小便不利淋十三章〔2〕

消渴、癃淋者，皆厥陰之病也。厥陰風木之氣，性主疏泄，泄而不藏，津液失亡，則爲消渴，泄而不通，川瀆瘀塞，則爲癃淋。其標是燥，其本則濕，消渴者，肺胃之燥也，癃淋者，肝脾之濕也。燥勝其濕，則有消而無淋，濕勝其燥，則有淋而無消，燥濕相敵，上下不交，則消見於上，淋見於下。上下之機緘，總在乎厥陰。有合病者。有分病者，其分合之概，則有消渴也，有消渴而小便不利也，有消渴而小便反多也，有小便不利也，有淋也，有淋而消渴也。病機不一，而厥陰爲病則一，緣厥陰乙木，位居水火之中，火盛於上，則風木疏泄而病消渴，水盛於下，則風木鬱遏而病癃淋，無異故也。

消渴一

厥陰之爲病，消渴，氣上衝心，心中疼熱，飢而不欲食，食則吐蚘，下之利不止〔3〕。

此段見《傷寒・厥陰》。厥陰之經，以風木而孕君火，肝藏血，心藏液，病而風動火炎，血液耗傷。津亡肺燥，則生消渴。風木不舒，奔騰擊撞，故氣上衝心，心中疼熱。木鬱剋土，飲食不消，故胃口

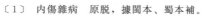

〔1〕 內傷雜病　原脱，據閩本、蜀本補。
〔2〕 十三章　原脱，據目録補。
〔3〕 下之利不止　其下蜀本有"蚘，音蛔，人腹中長蟲"小字注文。

金匱懸解卷十一

東萊都昌黃元御解

雖飢而腹不欲食。木鬱蠱化，是生蚘蟲。食下不消，必復嘔出，蚘隨嘔上，故食則吐蚘。下之脾敗肝鬱，風木疏泄，故下利不止。

厥陰不病則已，病則必見諸證，外感內傷，無有不然。後世粗工不解，以爲傷寒之病，《金匱》此條，係後人誤從《傷寒》採入。是於傷寒、雜病，一絲不曉，何敢妄言無忌，一至於此！

消渴二

寸口脈浮而遲，浮即爲虛，遲即爲勞，虛即衛氣不足，勞則營氣竭。趺陽脈浮而數，浮即爲氣，數即消穀而大便堅，氣盛則溲數，溲數即堅，堅數相搏，即爲消渴[1]。

寸口脈浮而遲，浮即爲表氣之虛弱，遲即爲裏氣之勞傷，表陽虛弱，即衛氣不足，裏陰勞傷，則營血枯竭。趺陽脈浮而數，浮即爲陽氣之盛，數即爲消穀而大便堅，陽氣盛則溲溺數，溲溺數則大便堅。大便之堅與小便之數相合，津液滲泄，即爲消渴。

蓋消渴之病，在胃不在脾，《素問·陰陽別論》：二陽結，謂之消。二陽者，陽明也，手陽明以燥金主令，金燥則消水而便堅，足陽明從燥金化氣，土燥則消穀而溲數。消渴者，手足陽明之合氣，而燥結於腸胃者也。

太陰行氣於三陰，脈候於寸口，陽明行氣於三陽，脈候於趺陽。太陰主升，陰中之陽，升於脈絡，則經氣旺，陽明主降，陽中之陽，降於腸胃，則府氣旺。太陰虛而經中之氣衰，是以寸口浮遲，衛氣不足而營氣消竭。此以虛勞傷其營衛，營衛耗弱，乃發熱作渴之原，《傷寒》所謂諸弱發熱，弱者必渴是也。陽明盛而府中之氣旺，是以趺陽浮數，戊土溲數而庚金大堅。此以燥熱爍其津液，津液枯涸，乃消穀引飲之根。故消渴之病，太陰衰而陽明盛，經氣虛而府氣實，所謂壯火之食氣者也。

消渴三

趺陽脈數，胃中有熱，即消穀引飲，大便必堅，小便即數。

---

[1] 即爲消渴 其下蜀本有"溲，音搜，《後漢書·張湛傳》：遺矢溲溺"小字注文。

趺陽脈數，則胃中有熱，胃熱即善飢善渴，消穀而引飲。穀消[1]水化，中氣有餘，則穀傳於後而大便必堅，水滲於前而小便即數。便堅溲數，土金俱燥，是以消渴也。

淋四

淋之爲病，小便如粟狀，少腹弦急，痛引臍中。

淋之爲病，溺孔艱澀，如粟粒阻梗而不利也。乙木鬱陷，故少腹弦急。肝氣賊脾，故痛引臍中。土升則木達，水寒土濕，脾氣下陷，乙木抑遏，不能上達，鬱怒而賊己土，是以少腹弦急而痛引臍中也。

膀胱者，州都之官，津液藏焉，氣化則能出。蓋化水者，肺金也，泄水者，肝木也，土濕則金逆於上，不能化水，木陷於下，不能泄水，小便所以不利也。木以疏泄爲性，土濕木鬱，疏泄不行，而強欲泄之，愈泄則愈梗，愈梗則愈泄，是以頻數而痛澀。溫氣遏陷，鬱而爲熱，是以黃赤而閉癃。此與痢家之墜痛一理，痢病於後而淋病於前也。其燥熱在肝而濕寒在脾，後世庸工，專以寒瀉而治淋痢，殺人多矣。

淋五

淋家，不可發汗，發汗則必[2]便血。

淋家土濕木鬱，怒生風燥，汗之再亡血中溫氣，風木愈鬱，疏泄失藏，必便血也。此段見《傷寒·不可汗》[3]中。

消渴六

渴欲飲水，口乾舌燥者，白虎加人參湯主之。方見喝病。

此段見《傷寒·陽明》。渴欲飲水，口乾舌燥者，金被火刑，熱傷肺氣，不能化生津液，澤藏府而潤口舌也。白虎加人參湯，知母、石膏，瀉熱而清金，參、甘、粳米，益氣而培土，土旺金生，氣充津化，解渴除煩之聖法也。

---

[1] 穀消 原作“消穀”，據閩本、蜀本改。
[2] 必 原脫，據閩本、蜀本、本節黃解、《金匱要略·消渴小便不利淋病脈證并治》補。
[3] 《傷寒·不可汗》 指《傷寒懸解·不可汗》。

消渴七

渴欲飲水不止者，文蛤散主之。

渴欲飲水不止，水盛土濕，火升而刑肺也。文蛤散利水而瀉濕，止渴而清煩也。

《傷寒》：意欲飲水，反不渴者，服文蛤散，若不差者，與五苓散[1]。文蛤散證，即五苓散證之輕者。上燥下濕，故意欲飲水而反不渴，其渴欲飲水不止，實非真渴也。

文蛤散五十七[2]　方見《傷寒·太陽》。

文蛤

右一味，杵爲散，以沸湯五合，和服方寸匕。

消渴八

渴欲飲水，水入則吐者，名曰水逆，五苓散主之。方在痰飲。

此段見《傷寒·太陽》。渴欲飲水，水入則吐者，以有停水在內，兩水莫容，是以吐出。五苓散，二苓、澤瀉，利水而瀉濕，白朮、桂枝，燥土而疏木也。

消渴小便不利九

脈浮，小便不利，微熱消渴者，宜利小便發汗，五苓散主之。方在痰飲。

此段見《傷寒·太陽》。脈浮，小便不利，微熱消渴者，濕盛於下，火升而不降也。宜利小便以瀉下焦之濕，發汗以瀉上焦之濕。五苓散上下滲瀉，使濕淫盡化汗溺而去，止濕盛發渴之神方也。人參白虎證，是燥盛作渴，文蛤、五苓、豬苓證，是濕盛作渴。

消渴小便不利十

脈浮發熱，渴欲飲水，小便不利，豬苓湯主之。

此段見《傷寒·陽明》。濕盛於下，陽氣鬱格，故脈浮發熱。濕旺木鬱，風燥亡津，故渴欲飲水。木鬱不能泄水，故小便不

---

〔1〕　散　原脱，據閩本、蜀本、《傷寒論·辨太陽病脈證并治下》補。

〔2〕　五十七　原脱，據目錄、閩本、蜀本補。

利。豬苓湯，二苓、滑、澤，利水而瀉濕，阿膠滋木而清風也。

豬苓湯五十八〔1〕　方見《傷寒·陽明》。

豬苓一兩　茯苓一兩　澤瀉一兩　滑石一兩　阿膠一兩

右五味，以水四升，先煮四味，取二升，去滓，內阿膠，烊消盡，溫服七合，日三服。

消渴十一

男子消渴，小便反多，以飲一斗，小便一斗，腎氣丸主之。

凡消渴之病，率小便不利，緣土濕木遏，鬱生風燥，上而津液消耗，則爲消渴，下而疏泄不利，則小便不利。男子消渴而小便反多者，乙木善泄而癸水失藏也。

小便之通塞，司於膀胱，而膀胱之開闔，職在三焦，《靈樞·本輸》：三焦者，入絡膀胱，約下焦，實則閉癃，虛則遺溺。以水性下潤而火性上炎，水欲降而火升之，則溲溺不至遺失，故三焦之火，能約小便。夫水性善藏，火性善泄，《素問·靈蘭秘典》：膀胱者，州都之官，津液藏焉，氣化則能出矣，三焦者，決瀆之官，水道出焉。火盛土燥，則肺氣降灑而化水，火旺水暖，則肝氣升達而水泄。水土燥，金生木泄，皆三焦之力也。膀胱主藏，三焦主出，乃火實而水虛，反閉癃而不出，火虛而水實，反遺溺而不藏，此何以故？蓋蟄藏者，腎之能也，傳輸者，膀胱之事也，火藏於腎，則水道清利而不塞，癸水溫暖，則乙木榮暢，善於泄水。火泄於膀胱，則水府熱塞而不通。所謂實則閉癃者，三焦之火不藏於腎而泄於膀胱也。夫三焦之火〔2〕，本藏於腎，今何緣而泄於膀胱？則厥陰之咎也，以腎主蟄藏，肝主疏泄，水中之火旺，藏於少陰，是謂腎氣。腎氣溫暖，木榮風静，則癸水善藏而木不能泄，腎氣漸寒，木鬱風作，則乙木善泄而水不能藏。風木疏泄，必由水寒，而寒有微甚之差，則泄有通塞之殊。其腎水微寒而相

---

〔1〕　五十八　原脱，據目錄、閩本、蜀本補。
〔2〕　之火　原脱，諸本均同，據上下文義補。

火未至極衰，則木陷於水而生下熱，泄而不通，乃病淋瀝。所謂實則閉癃者，木愈[1]泄而水愈藏也。其腎水極寒而相火不存微餘，則木鬱於水而無下熱，泄而不藏，乃病注傾。所謂虛則遺溺者，水莫藏而木善泄也。

消渴者，厥陰風木之病。厥陰水母而子火，病則風木疏泄，火不根水，下寒而上熱。上熱則善渴，故飲水一斗，下寒則善溲，故小便一斗，診要經終論：厥陰終者，中熱而善溺是也。而木鬱風動之由，全因土濕，土濕之由，全以水寒，水寒者，腎氣之敗也。腎氣丸，附子、桂枝，溫腎氣而達木，山萸、薯蕷，斂肝氣而攝水，茯苓、澤瀉，滲己土而瀉濕，地黃、丹皮，滋乙木而清風也。

腎氣丸五十九[2]

附子一兩　桂枝一兩　薯蕷四兩　山茱萸四兩　茯苓三兩　澤瀉三兩　丹皮三兩　乾地黃八兩

右八味，末之，煉蜜和丸，梧子大，酒下十五丸，日再服。

消渴小便不利十二

小便不利者，有水氣，其人若渴，栝蔞瞿麥丸主之。

小便不利者，內有水氣，在下鬱其乙木。其人若渴，是寒濕格其君相之火，上爍肺津也。栝蔞瞿麥丸，瞿、苓、附子，瀉水而溫腎寒，薯蕷、栝蔞，斂金而清肺燥也。

此與腎氣丸證，皆上有燥熱，下有濕寒，彼則小便反多，此則小便不利。緣彼無水氣，則上燥偏多，此有水氣，則下濕偏盛。燥多則風木上達而善泄，濕多則風木下鬱而不能泄也。

栝蔞瞿麥丸六十[3]

栝蔞根二兩　薯蕷三兩　瞿麥一兩　茯苓三兩　附子一枚，炮

---

〔1〕愈　原作"欲"，據閩本、蜀本、集成本改。
〔2〕五十九　原脫，據目錄、閩本補。
〔3〕六十　原脫，據目錄、閩本補。

右五味，末之，煉蜜和丸，梧子大，飲服二丸，日三服。不知，增至七八丸，以小便利，腹中溫爲知。

小便不利十三

小便不利，蒲灰散主之，滑石白魚散、茯苓戎鹽湯並主之。

小便不利，以土濕木遏，鬱而生熱。熱傳己土，而入膀胱，是以小便黃赤。黃者，濕土之下傳，赤者，君火之下鬱也。君火胎於乙木，故木鬱則生下熱。木氣遏陷，泄而不通，故水道淋澀。蒲灰散，蒲灰鹹寒而通淋澀，滑石淡滲而瀉濕熱也。滑石白魚散，滑石滲濕而瀉熱，白魚、髮灰，利水而開癃也。茯苓戎鹽湯，苓、术，燥土而瀉濕，戎鹽利水而清熱也。

蒲灰散六十一[1]

蒲灰半斤[2]　滑石一斤[3]

右二味，杵爲散，飲服方寸匕，日三服。

滑石白魚散六十二[4]

滑石一斤　白魚一斤　亂髮一斤，燒[5]

右三味，杵爲散，飲服方寸匕，日三服。

茯苓戎鹽湯六十三[6]

茯苓半斤　白术二兩　戎鹽彈丸大一枚

右三味，先將茯苓、白术煎成，入戎鹽再煎，分溫三服。戎鹽，即青鹽也。

---

〔1〕　六十一　原脫，據目錄、閩本補。
〔2〕　半斤　諸本及《金匱要略·消渴小便不利淋病脈證并治》均作"七分"。
〔3〕　一斤　諸本及《金匱要略·消渴小便不利淋病脈證并治》均作"三分"。
〔4〕　六十二　原脫，據目錄、閩本補。
〔5〕　燒　原脫，據蜀本、本節黃解、《金匱要略·消渴小便不利淋病脈證并治》補。
〔6〕　六十三　原脫，據目錄、閩本補。

〔内傷雜病〕[1]

黃疸二十三章[2]

黃疸者，水旺土濕，外感風邪，濕鬱爲熱，傳於膀胱者也。水土合邪，法當利水而燥土，但高低不同，表裏攸判。其表在經絡，發其汗孔，裏在膀胱，利其小便，高在上脘，吐其敗濁，低在下脘，下其陳菀。四路清泄，黃疸無餘矣。第黃生於土濕，濕原於陽虛。其小便清白，腹滿欲利者，是濕寒之黃也。濕熱者，黃疸之標證，濕寒者，黃疸之本色。

濕寒之黃，仲景未嘗立法，然痙濕暍中桂附、朮、甘諸方，具在推而擴之，附子、眞武、茯苓四逆，亦何非濕寒之法也。讀者變通而化裁之，法不可勝用矣。愼勿株守梔子大黃一法，以概寒熱無定之黃疸也。

黃疸一

寸口脈浮而緩，浮則爲風，緩則爲痹，痹非中風，四肢苦煩，脾色必黃，瘀熱以行。

寸口以候三陰，寸口脈浮而緩，浮則爲表中於風，緩則爲肌膚之痹，是爲風痹，非中風也。風痹於表，則四肢苦煩，脾色必黃，瘀熱以行。蓋脾爲濕土，其色爲黃，脾氣內遏，不得四達，故濕瘀爲熱，黃色外發。四肢秉氣於脾，脾病不得行氣於四肢，故四肢煩生。

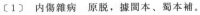

〔1〕　內傷雜病　原脫，據閩本、蜀本補。
〔2〕　二十三章　原脫，據目錄補。

《素問·平人氣象論》：溺黃赤，安臥者，黃疸。目黃者，曰黃疸。《靈樞·論疾診尺》：身痛而色微黃，齒垢黃，爪甲上黃，黃疸也。黃疸者，土濕而木鬱，木主五色，入土則化黃。溺者，肝木之疏泄，目者，肝木之開竅，爪甲者，筋之餘，肝木之主司，安臥者，脾之倦，肝木之傷剋，風木不鬱，不成黃疸也。

黃疸二

跌陽脈緊而數，數則爲熱，熱則消穀，緊則爲寒，食即爲滿。尺脈浮爲傷腎，跌陽脈緊爲傷脾。風寒相搏，食穀即眩，穀氣不消，胃中苦濁，濁氣下流，小便不通，陰被其寒，熱流膀胱，身體盡黃，名曰穀疸。

跌陽脈以候三陽，跌陽脈緊而數，數則爲熱，內熱則消穀，緊則爲寒，內寒則不能消穀，食即爲滿。尺脈之浮，爲風傷於腎，上章：寸口脈浮而緩，浮則爲風。寸口、關上、尺中三部俱浮，其尺中之浮，乃風傷於腎。跌陽脈緊，爲寒傷於脾，緊爲腎脈，風邪外束，鬱其腎家之寒，寒水侮土，則脾氣受傷。脾傷於寒，故跌陽脈緊也。外風與內寒相搏，脾傷不能磨化，故食穀則頭暈而目眩。水穀不化，中氣脹滿，甲木不降，是以目眩。穀氣陳宿不消，胃中敗濁，化生瘀熱，跌陽脈緊而數，數則爲熱，熱在胃也，緊則爲寒，寒在脾也。濁氣下流，出於溲溺，則瘀熱泄矣。而水道阻梗，小便不通，又無外泄之路，其太陰少陰，俱被寒傷，瘀熱不能內入於藏，因而外入於府，流於膀胱。膀胱之瘀熱，蒸於周身，身體盡黃，名曰穀疸。胃熱入於膀胱，水土合邪，濕熱瘀蒸，則病黃疸。穀疸者，胃熱脾寒，穀氣不消之所致也。

黃疸三

陽明病，脈遲者，食難用飽，飽則發煩頭眩，小便必難，此欲作穀疸。雖下之，腹滿如故，所以然者，脈遲故也。

此段見《傷寒·陽明》。陽明燥土，太陰濕土，陽旺土燥則脈數，陰旺土濕則脈遲，陽明病脈遲者，太陰盛而陽明虛也。陽衰濕旺，飲食不甘，故難以致飽。飽則脾不能化，中焦鬱滿，故心煩而頭眩。土濕則木鬱，不能疏泄，小便必難。濕無泄路，而穀氣陳宿，此欲作穀疸。雖下之，而腹滿如故，所以然者，以其脈遲而陰盛故也。

黃疸四

心中懊憹而熱，不能食，時欲吐，名曰酒疸。

心中懊憹煩熱，不能下食，時欲嘔吐，名曰酒疸。酒之爲性，最動下濕而生上熱，醉醒之後，往往煩渴飲冷，傷其脾陽。久而脾陽頹敗，下濕愈滋，上熱彌盛，遂生懊憹煩熱，嘔吐不食之證，將來必病酒疸。醫知其上焦之濕熱而昧其下焦之濕寒，涼泄不已，熱未去而寒愈增，土崩陽絕，則人亡矣。

酒家之病，成於飲食之生冷，酒家之命，殞於藥餌之寒涼。此千古之冤枉，而人無知者，良可哀也！

黃疸五

夫病酒黃疸，必小便不利，其候心中熱，足下熱，是其證也。

酒疸陽敗土濕，金鬱於上，不能化津，木遏於下，不能泄水，必小便不利。胃逆而君火不降，則心中熱。脾陷而風木不升，則足下熱。木中孕火，其氣本溫，木陷於水，溫鬱爲熱，肝脈起於足大指，腎脈起於足心，故足下熱也。緣其中氣頹敗，不能升降陰陽故也。

黃疸六

酒疸，心中熱，欲吐者，吐之愈。

酒疸，心中煩熱，欲作嘔吐者，吐之則愈。緣其濕熱鬱蒸，化生敗濁，濁氣熏心，故欲作吐。吐其腐敗，則惡心嘔噦止矣。

黃疸七

酒黃疸者，或無熱，靖言了了，腹滿欲吐，鼻燥，其脈浮者，先吐之，沉弦者，先下之。

酒疸，或心中無熱，靖言了了煩亂不生，而腹滿欲吐，此緣土濕而胃逆也。肺金莫降，津液不生，是以鼻燥，肺竅於鼻也。其脈浮者，濁瘀在心肺之部，當先吐之。脈沉弦者，濁瘀在肝腎之部，當先下之。以腐敗鬱阻，心肺不降，是以脈浮，心肺之脈

浮。腎肝不升，故脈沉弦，腎脈沉，肝脈弦。吐下之後，腐物湧
泄，則心肺下降而腎肝上升矣。

黃疸八

酒疸下之，久久爲黑疸，目青面黑，心中如噉蒜齏狀，大便
正黑，皮膚爪之不仁，其脈浮弱，雖黑微黃，故知之。

酒疸下之，敗其脾陽，久而寒水侮土，變爲黑疸。木主五
色，入土爲黃，入水爲黑，自入爲青，肝木藏血，而華皮膚，水
土溫燥，乙木榮達，則五氣調和，色不偏見。其一色偏呈者，一
藏埋鬱，而木氣不達也。下後土敗陽虧，水邪上淩，木鬱濕土之
中，則見黃色，木鬱寒水之內，則見黑色，木氣自鬱，則見青
色。肝竅於目，目青者，肝氣抑鬱，自現其色於本經之竅也。陽
明行身之前，自面下項，面黑者，寒水風木之邪，上乘戊土之位
也。穀入於胃而消於脾，從土化氣，故大便色黃，正黑者，水侮
木賊而土敗也。土生於火，木賊而土負，水勝則火熄，心中火位
而如噉蒜齏，寒水滅火，金氣無制，故辛味見於心家，金味辛
也。木鬱血凝，不能滋榮皮膚，故皮膚枯槁，爪之不仁。陽虛而
不根於下，故脈浮弱。其色雖黑，而黑中微見黃色，故知是黃疸
所變化也。

黃疸九

額上黑，微汗出，手足中熱，薄暮即發，膀胱急，小便自
利，名曰女勞疸。腹如水狀，不治。

足太陽之經，起於睛明，在目內眥。上額交顛，而後行於背，
太陽寒水之氣逆而不降，則額見黑色。濕氣蒸泄，則微汗出。手
厥陰之經，行手心而上中指，脈動於勞宮，在手心中[1]。足少陰
之經，起小指而走足心，脈出於湧泉，在足心中。手中熱者，少
陽相火之陷也，少陽與厥陰爲表裏，故熱在手心，足中熱者，厥
陰風木之陷也，乙木生於癸水，木陷於水，溫氣下鬱，故熱在足
心。日暮陽衰，寒濕下動，木火鬱陷，是以病發。木陷於水，遏

---

[1] 在手心中 原作經文，據蜀本、集成本、下文“在足心中”改。

抑鼓盪，不得上達，故膀胱迫急。風木疏泄，火敗水寒，蟄藏失政，故小便自利，此名曰女勞疸。女勞之家，縱欲傷精，泄其腎肝溫氣，水寒木枯，脾敗濕作，則病黑疸。久而腹如水狀，鼓脹不消，則水木爲賊而中氣崩潰，不可治也。

黃疸十

師曰：病黃疸，發熱煩喘，胸滿口燥者，以病發時，火劫其汗，兩熱所得。然黃家所得，從濕得之。一身盡發熱而黃，肚熱，熱在裏，當下之。

病黃疸，發熱煩喘，胸滿口燥，何遽至此？此以疸病發時，原有内熱，復以火劫其汗，兩熱相合，表裏燔蒸，肺金受傷，故致於此。然黃家所以得病，從濕得之，非從熱得，濕鬱則爲熱耳。若一身盡發熱而黃，肚皮又熱，此濕熱在裏，當下之也。《靈樞・師傳》：胃中熱，則消穀，臍以上皮熱，腸中熱，則出黃如糜，臍以下皮熱，即此肚熱，熱在裏之義也。

黃疸十一

脈沉，渴欲飲水，小便不利者，皆發黃。

脈沉者，水盛而木陷也。木鬱不能疏泄，則小便不利。風燥津亡，則渴欲飲水。濕熱在中，而下無泄路，凡有此證，無不發黃。

黃疸十二

腹滿，舌痿黃，躁不得睡，屬黃家。

土鬱不運，則病腹滿。《素問・痿論》：治痿獨取陽明，舌痿黃者，土濕脹滿，陽明上逆，君火不得下降，鬱於戊土之中，火土合邪，濕熱熏蒸，故舌痿而發黃，黃爲土色而舌爲心竅也。火不根水，故躁不得睡。此屬黃家也。

黃疸十三

黃疸之病，當以十八日爲期，治之十日以上瘥，反劇者，爲難治。

《素問・太陰陽明論》：脾者，土也，治中央，當以四時長四藏，各十八日寄治，不得獨主於時也。黃疸，太陰濕土之病，故

以十八日爲期。土氣未敗，治之十日以上當瘥。反劇，則土敗不
應常期，故爲難治。

黃疸十四

疸而渴者，其疸難治，疸而不渴者，其疸可治。發於陰部，
其人必嘔，陽部，其人振寒而發熱也。

疸而渴者，濕蒸爲熱，濕爲陽虛，熱爲火盛，泄火則損其
陽，補陽則益其火，故爲難治。疸而不渴者，濕多熱少，故爲可
治。發於陰部，其病在裏，濕盛土鬱，胃氣上逆，必作嘔吐。發
於陽部，其病在表，濕旺經鬱，寒氣外襲，必發熱而惡寒也。

黃疸十五

穀疸之病，寒熱不食，食即頭眩，心胸不安，久久發黃爲穀
疸，茵陳蒿湯主之。

穀疸之病，濕盛而感風寒，鬱其營衛，則病寒熱。濕土鬱
滿，不甘飲食。食下不消，濁氣上逆，即頭目[1]眩暈而心胸不
安。久而穀氣瘀濁，化而爲熱，熱流膀胱，發爲穀疸。茵陳蒿
湯，茵陳利水而除濕，栀、黃，瀉熱而清煩也。

茵陳蒿湯 六十四[2]方見《傷寒·太陰》[3]。

茵陳蒿六兩　栀子十四枚　大黃二兩

右三味，以水一斗，先煮茵陳，減六升，內二味，煮取三
升，去滓，分溫三服。小便當利，尿如皂角汁狀，色正赤。一宿
腹減，黃從小便去也。

黃疸十六

酒疸，心中懊憹，或熱痛，栀子大黃湯主之。

酒疸，心中懊憹，或生熱痛，全是濕熱熏衝，宮城鬱塞。栀
子大黃湯，栀子、香豉，清熱而除煩，枳實、大黃，瀉滿而蕩
瘀也。

---

〔1〕　目　原脫，據閩本、蜀本補。

〔2〕　六十四　原脫，據目錄、閩本、集成本補。

〔3〕　《傷寒·太陰》　指《傷寒懸解·太陰全篇》。

栀子大黄湯六十五〔1〕

栀子十四枚　香豉一升　枳實五枚　大黄三兩

右四味，以水六升，煮取四升，分溫三服。

黄疸十七

黄家，日晡所發熱，而反惡寒，此爲女勞得之，膀胱急，少腹滿，身盡黄，額上黑，足下熱，因作黑疸，其腹脹如水狀，大便必黑，時溏，此女勞之病，非水也，腹滿者，難治，硝礬散主之。

黄家，日晡所發熱，而反惡寒，此爲女勞得之。緣女勞泄其腎陽，水寒土濕，乙木遏陷，不能疏泄水道。一感風邪，衛氣內閉，汗尿不行，濕無泄路，瘀蒸肌膚，而發黄色。日晡土旺之時，濕盛熱發而木鬱陽陷，故足下常熱而身反惡寒。木鬱水土之內，不能上達，膀胱迫急，少腹滿脹，一身盡發黄色，而寒水上逆，額上獨黑。久而土負水勝，黄化而黑，因作黑疸。穀滓不從土化，而從水化，大便亦黑，時時溏泄。其腹脹，如水病之狀。此係女勞之病，並非水也。腹滿者，水木旺而中氣敗，證爲難治。硝礬散，硝石清熱瘀而瀉木，礬石收濕淫而瀉水〔2〕也。

硝礬散六十六〔3〕

硝石　礬石等分，燒

右二味〔4〕，爲散，大麥粥汁和服方寸匕，日三服。病隨大小便去，小便正黄，大便正黑，是其候也。

黄疸十八

黄疸病，茵陳五苓散主之。

---

〔1〕　六十五　原脱，據目錄、閩本、集成本補。
〔2〕　硝石清熱瘀而瀉木，礬石收濕淫而瀉水　原作"硝石清熱瘀而瀉水，礬石收濕淫而瀉木"，據閩本、蜀本、《長沙藥解》卷四改。
〔3〕　六十六　原脱，據目錄、閩本、集成本補。
〔4〕　二味　原作"末"，據閩本、《金匱要略·黄疸病脈證并治》改。

黃疸病，水鬱土濕，茵陳瀉濕而清熱，五苓利水而燥土也。

茵陳五苓散六十七[1]

茵陳蒿末五分　　五苓散五分

右二味和，先食飲服方寸匕，日三服。

黃疸十九

諸黃，豬膏髮煎主之。

諸黃，濕熱瘀蒸，膀胱癃閉，豬膏利水而清熱，髮灰瀉濕而開癃也。

豬膏髮煎六十八[2]

豬膏半斤　　亂髮如雞子大三枚

右二味，和膏中煎之，髮消藥成，分，再服。病從小便去。

黃疸二十

諸病黃家，但利其小便。假令脈浮，當以汗解之，宜桂枝加黃耆湯主之。方在水氣。

諸病黃家，皆由濕得，膀胱閉癃，濕無泄路，但當利其小便，以瀉濕熱，茵陳五苓、豬膏髮煎[3]之法是也。假令脈浮，則濕在經絡而不在藏府，此當以汗解之，宜桂枝加黃耆湯，瀉其營衛，以散濕邪也。

黃疸二十一

黃疸腹滿，小便不利而赤，自汗出，此爲表和裏實，當下之，宜大黃硝石湯。

黃疸腹滿，小便不利而赤，自汗出，此爲表和裏實，緣汗孔外泄，水道裏瘀，濕不在經絡而在藏府，法當下之。大黃硝石湯，大黃、硝石，瀉陽明之濕熱，梔子、黃檗，清君相之鬱火也。

---

〔1〕　六十七　原脫，據目録、閩本、集成本補。
〔2〕　六十八　原脫，據目録、閩本、集成本補。
〔3〕　煎　原脫，據閩本、蜀本、集成本補。

大黄硝石湯六十九〔1〕

大黄四兩　硝石四兩　栀子十五枚　黄蘗四兩

右四味，以水六升，煮取二升，去滓，內消石，更煮取一升，頓服。

黄疸二十二

黄疸病，小便色不變，欲自利，腹滿而喘，不可除熱，熱除必噦。噦者，小半夏湯主之。方在痰飲。

黄疸病，小便清白，不變黄赤之色，兼欲自利，是脾腎寒濕而清氣下陷也。腹滿而喘，是肺胃寒濕而濁氣上逆也。如此雖有外熱，不可除也。熱除土敗，寒濕愈增，胃氣更逆，必發噦噫。噦者，宜小半夏湯，半夏、生薑，降衝逆而止嘔噦，溫寒濕而行鬱滿也。

黄疸二十三

諸黄，腹痛而嘔者，宜小柴胡湯。方在嘔吐。

諸黄，腹痛而嘔者，甲木之賊戊土，而胃氣上逆也。宜小柴胡湯，柴胡、黄芩，疏甲木而瀉相火，參、甘、大棗，培戊土而補中氣，生薑、半夏，降逆氣而止嘔吐也。

男子黄，小便自利，當與虛勞小建中湯。方在虛勞。此係黄本缺，依《要略》補之，以待攷焉〔2〕。

---

〔1〕 六十九　原脱，據目錄、閩本、集成本補。

〔2〕 男子黄……以待攷焉　原闕，據閩本補。

〔内傷雜病〕[1]

嘔吐噦下利 四十九章[2]

嘔噦者，陽明胃病也，下利者，太陰脾病也。胃以下行爲順，胃氣上逆，則爲嘔噦，脾以上行爲順，脾氣下陷，則病下利，總以中氣之不治也。

中氣者，升降脾胃之樞機，樞機病則升降失職，而吐利乃作。此中多挾木邪，以木鬱則剋土，甲木逼於上，則胃逆而爲吐，乙木賊於下，則脾陷而爲利。補土疏木，乃吐利之定法，土旺而木達，膽胃降則嘔止，肝脾升則利斷矣。

嘔吐噦 二十四章[3]

嘔吐一

問曰：病人脈數，數爲熱，當消穀引飲，而反吐者，何也？師曰：以發其汗，令陽氣微，膈氣虛，脈乃數。數爲客熱，不能消穀，胃中虛冷故也。

此段見《傷寒·太陽篇》。汗多陽亡，濁陰上逆，是以嘔吐。陽不歸根，客居膈上，息道短促，是以脈數。膈上雖熱，胃中則是虛冷，虛冷則水穀不消，而病嘔吐也。

嘔吐二

趺陽脈浮而濇，浮則爲虛，虛則傷脾，脾傷則

---

〔1〕 內傷雜病 原脫，據閩本、蜀本、集成本補。
〔2〕 四十九章 原脫，據目錄補。
〔3〕 嘔吐噦二十四章 原脫，據目錄補。

不磨，朝食暮吐，暮食朝吐，宿穀不化，名曰胃反。脈緊而濇，其病難治。

跗陽者，陽明胃氣之所變現也，動脈在足跗上之衝陽，故曰跗陽。陽明胃氣，以下行爲順，脈不應見浮濇，浮則胃氣之虛而不降也。胃虛而上逆，則脾虛而下陷，陷則脾傷，脾傷不能磨化水穀，故朝食而暮吐，暮食而朝吐。宿穀不化，名曰胃反，胃反者，飲食倒上，是反順而爲逆也。緊濇者，血寒而陽陷也。脾敗不磨，而脈見緊濇，水冰地坼，微陽淪陷而不升，故其病難治。

嘔吐三

脈弦者，虛也，胃氣無餘，朝食暮吐，變爲胃反。寒在於上，醫反下之，令脈反弦，故名曰虛。

膽肝脈弦，弦者，木鬱剋土，胃陽之虛也。胃氣無餘，不能消穀，朝食暮吐，變爲胃反。宗氣衰微，寒在於上，醫反下之，令土敗木賊，脈反見弦，故名曰虛也。

嘔吐四

寸口脈微而數，微則無氣，無氣則營虛，營虛則血不足，血不足則胸中冷。

寸口者，手太陰肺氣之所變現也。肺主氣，寸口脈微而數者，肺中宗氣之虛也。水穀之化營氣，行於經絡，其大氣之搏而不行者，積於胸中，命曰宗氣。宗氣者，所以貫心肺而行呼吸，營氣之源也。無宗氣則營氣虛，營虛則血不足也。宗氣之根，實本於營血，血藏於肝，而血中之溫氣，則化君火，氣乃君火之斂降者也。營虛血少，不能化火，陽衰於上，故胸中冷。血陰也，而孕君火，其性溫暖而和煦，後世但言涼血，而不知暖血，誤人多矣。

嘔吐五

先嘔却渴者，此爲欲解。先渴却吐者，爲水[1]停心下，此

---

〔1〕 水 原脱，據閩本、蜀本、本節黃解、《金匱要略·嘔吐噦下利病脈證治》補。

屬飲家。嘔家本渴，今反不渴者，以心下有支飲故也，此屬支飲。

先嘔而後渴者，積飲既去，而津亡作渴，故爲欲解。先渴而後吐者，爲水停心下，阻格君火，是以作渴。渴而飲水，爲停水所阻，乃復嘔出，此屬素有積飲之家也。嘔家津液失亡，本當發渴，今嘔後反不渴者，以心下有支飲停留，所嘔者，但是新下之水穀也，此屬支飲。此段見痰飲咳嗽中。

嘔吐六

病人欲吐者，不可下之。

病人欲吐者，陳宿在上，故不可下。

嘔吐七

嘔家有癰膿，不可治嘔，膿盡自愈。

此段見《傷寒·厥陰》。嘔家而有癰膿，當令其膿從嘔出，不可降逆止嘔，使膿無出路。俟其膿盡癰平，則嘔吐自愈矣。

噦八

噦而腹滿，視其前後，知何部不利，利之則愈。

此段見《傷寒·陽明》[1]。濁氣上逆，則生嘔噦。噦而腹滿者，太陰之清氣不升，陽明之濁氣不降也[2]，前後二陰，必有不利之部。前部不利，利其水道，後部不利，利其穀道，前後竅通，濁氣下泄，則滿消而噦止矣。

嘔吐九

胃反嘔吐者，大半夏湯主之。

胃反嘔吐者，前竅短澀，後門乾燥，多有糞若羊矢之證。蓋手足太陽，兩經同氣，水穀入胃，脾陽消磨，散其精華，上歸於肺，霧氣化津，傳於膀胱、小腸，水路清通，穀道滋潤，是以小便不澀，大便不乾。胃反氣逆，肺金莫降，津液凝瘀，化生痰涎，二陰失滋，枯澀燥結，故糞如羊矢。下竅堵塞，濁

---

〔1〕 《傷寒·陽明》 指《傷寒懸解·陽明經·陽明虛證》。

〔2〕 不降也 其下原衍"則生嘔噦。噦而腹滿者，太陰之清氣不升，陽明之濁氣不降也"二十四字，據閩本、蜀本刪。

氣莫泄，逆而上衝，故嘔吐不止。緣其陽衰土濕，中氣頹敗，不能腐熟水穀，化氣生津，以滋腸竅，是以飲食不得順下而逆行也。大半夏湯，人參補中氣之虛，白蜜潤小腸之燥，半夏降胃氣之逆，中氣旺而水穀消，下竅開而渣滓降，濁氣不升，嘔吐自止也。

　　陰陽別論：三陽結，謂之膈。手足太陽，是爲三陽。足太陽膀胱結則小便澀，手[1]太陽小腸結則大便乾，下竅澀結，濁氣上逆，故食膈而不下。總由於陽明之陽虛。噎膈、反胃頗同，反胃之病，在胃之下脘，噎膈之病，兼在胃之上脘。上脘氣閉，則食不能入，下脘氣閉，則入而復出，陽明之性，陽盛則開，陰盛則閉故也。

大半夏湯七十[2]

半夏二升，洗　人參三兩　白蜜一升

　　右三味，以水一斗二升，和蜜揚之二百四十遍，煮取二升半，溫服一升，餘分再服。

嘔吐十

胃反，吐而渴欲飲水者，茯苓澤瀉湯主之。

　　胃反，嘔吐而渴欲飲水者，濕盛胃逆而火不根水也。以戊土上逆，降路瘀塞，君相二火，不得下蟄，逆刑辛金，是以渴生。茯苓澤瀉湯，茯苓、澤瀉、桂枝，疏木而瀉水，薑、甘、白朮，降逆而燥土也。

茯苓澤瀉湯七十一[3]

茯苓八兩　澤瀉四兩　桂枝二兩　生薑四兩　甘草二兩　白朮三兩

---

〔1〕 手　其下原衍“足”字，據閩本、蜀本刪。

〔2〕 七十　原脱，據目錄、閩本、蜀本補。

〔3〕 七十一　原脱，據目錄、閩本、蜀本補。

右六味，以水一斗，煮取三升，内澤瀉，再煮取二升半，温〔1〕服八合，日再服。

嘔吐十一

吐後渴欲得水，而貪飲者，文蛤湯主之。

吐後渴欲得水，而貪飲者，吐傷中氣，濕動肺逆〔2〕，鬱生上熱，表裏無降泄之路。文蛤湯，甘草、大棗，補土而益脾精，石膏、文蛤，清金而瀉濕熱，杏、薑，利氣而降逆，麻黃發表而達鬱也。

文蛤湯七十二〔3〕

文蛤五兩　麻黃三兩　生薑三兩　杏仁五十枚　石膏五兩　甘草三兩　大棗十二枚

右七味，以水六升，煮取二升，温服一升，汗出即愈。

嘔吐十二

嘔吐而病在膈上，後思水者，解，急與之，思水者，豬苓散主之。

病在膈上，嘔吐之後，而思水飲，是病去而津亡也。其病當解，宜急與之水，以益津液。思水者，痰飲雖去而土濕猶存，渴欲飲水，恐其復致停瘀，豬苓散，二苓、白术，瀉濕而燥土，最爲相宜也。

豬苓散七十三〔4〕

豬苓　茯苓　白术等分

右三味，杵爲散，飲服方寸匕，日三服。

嘔吐十三

食已即吐者，大黃甘草湯主之。

---

〔1〕　取二升半，温　原脱，據閩本、蜀本，《金匱要略·嘔吐噦下利病脈證治》補。

〔2〕　濕動肺逆　原作“温動肺遂”，據閩本、蜀本改。

〔3〕　七十二　原脱，據目錄、閩本、蜀本補。

〔4〕　七十三　原脱，據目錄、閩本、蜀本補。

食已即吐者，胃之上口，必有濕熱瘀塞。大黃甘草湯，大黃瀉其鬱熱，甘草培其中氣也。

大黃甘草湯七十四[1]

大黃四兩　甘草一兩

右二味，以水三升，煮取一升，分溫再服。

嘔吐十四

嘔而脈弱，小便復利，身有[2]微熱，見厥者，難治，四逆湯主之。

此段見《傷寒·厥陰》。嘔而脈弱，胃氣之虛，小便復利，腎氣之虛，腎司二便，寒則膀胱失約，故小便自利。裏陽虛敗，加以身有微熱，而見厥逆者，陰盛於內而微陽外格，故爲難治。宜四逆湯，以回裏陽也。

四逆湯七十五[3]　方見《傷寒·太陰》。

甘草二兩　乾薑一兩半　附子一枚，生用

右三味，以水三升，煮取一升二合，去滓，分溫再服。強人可大附子一枚，乾薑三兩。

嘔吐十五

諸嘔吐，穀不得下者，小半夏湯主之。方在痰飲。

嘔吐而穀不得下者，胃氣上逆，濁陰不降也。小半夏湯，半夏、生薑，降逆氣而驅濁陰也。

嘔吐十六

嘔而發熱者，小柴胡湯主之。

此段見《傷寒·少陽》[4]。嘔者，膽木之剋胃土。甲木從相

---

[1] 七十四　原脫，據目錄、閩本、蜀本補。

[2] 有　原脫，據閩本、蜀本、本節黃解、《金匱要略·嘔吐噦下利病脈證治》補。

[3] 七十五　原脫，據目錄、閩本、蜀本補。

[4]《傷寒·少陽》　指《傷寒懸解·少陽經上篇》。

火化氣，相火鬱升，是以發熱。小柴胡湯，參、甘、大棗，補戊土而益中氣，柴胡、黄芩，瀉甲木而清相火，生薑、半夏，降濁而止嘔也。

小柴胡湯七十六〔1〕　方見《傷寒·少陽》〔2〕。

柴胡八兩　黄芩三兩　半夏一升　生薑三兩　人參三兩　甘草三兩　大棗十二枚

右七味，以水一斗二升，煮取六升，去滓，再煎，取三升，溫服一升，日三服。

嘔吐十七

嘔而腸鳴，心下痞者，半夏瀉心湯主之。

寒邪衝激，則腸中雷鳴。膽胃升鬱，則心下痞鞭。心痞則火無降路，必生上熱。半夏瀉心湯，黄芩、黄連，清上而瀉火，薑、甘、參、棗，溫中而補土，半夏，降逆而止嘔也。

半夏瀉心湯七十七〔2〕　方見《傷寒·少陽》〔3〕。

半夏八兩，洗　黄芩三兩　黄連一兩　乾薑三兩　人參三兩
甘草三兩，炙　大棗十二枚

右七味，以水一斗，煮取六升，去滓，再煎，取三升，溫服一升，日三服。

嘔吐十八

嘔而胸滿者，吳茱萸湯主之。

嘔而胸滿者，中氣虛寒，膽胃逆升，濁陰填塞於膈上也。吳茱萸湯，人參、大棗，補中而培土，茱萸、生薑，溫胃而降逆也。

---

〔1〕　七十六　原脱，據目録、閩本、蜀本補。
〔2〕　七十七　原脱，據目録、閩本、集成本補。
〔3〕　《傷寒·少陽》　指《傷寒懸解·少陽經上篇》。

吳茱萸湯七十八〔1〕　方見《傷寒·陽明》。

吳茱萸一升　　人參三兩　　大棗十二枚　　生薑六兩

右四味，以水五升，煮取三〔2〕升，溫服七合，日三服。

嘔吐十九

乾嘔，吐涎沫，頭痛者，吳茱萸湯主之。

此段見《傷寒·厥陰》。胃氣上逆，濁陰翻騰，則生乾嘔。肺氣鬱阻，津液凝滯，則生涎沫。濁氣升塡，頭上壅塞，則苦疼痛。肺胃之上逆，根緣中下之虛寒，宜吳茱萸湯，溫補中脘而降逆氣也。

嘔吐二十

乾嘔，吐逆，吐涎沫，半夏乾薑散主之。

乾嘔，吐逆，吐涎沫，胃寒而氣逆也。半夏乾薑散，半夏降其逆氣，乾薑溫其中寒也。

半夏乾薑散七十九〔3〕

半夏　　乾薑等分

右二味，杵爲散，取方寸匕，漿水一升半，煎取七合，頓服之。

嘔吐二十一

乾嘔而下利者，黃芩加半夏生薑湯主之。

乾嘔而利者，甲木之賊戊土，胃氣鬱遏，不能容納水穀，故下爲泄利而上爲乾嘔。黃芩加半夏生薑湯，甘草、大棗，補中氣而益脾精，黃芩、芍藥，清甲木而瀉相火，半夏、生薑，降胃氣而止嘔吐也。

---

〔1〕　七十八　原脫，據目錄、閩本、集成本補。

〔2〕　三　諸本、《金匱要略·嘔吐噦下利病脈證治》均同。《傷寒論·辨陽明病脈證并治》作“二”，義勝。

〔3〕　七十九　原脫，據目錄、閩本、蜀本補。

黃芩加半夏生薑湯八十〔1〕 方見《傷寒·少陽》〔2〕。

黃芩三兩 芍藥一兩 甘草二兩 大棗十二枚 半夏半升 生薑三兩

右六味，以水一斗，煮取三升，去滓〔3〕，溫服一升，日再夜一服。

嘔吐二十二

病人胸中似喘不喘，似嘔不嘔，似噦不噦，徹心中憒憒然無奈者，生薑半夏湯主之。

胸中似喘、似嘔、似噦，又復不喘、不嘔、不噦，徹心中憒憒然煩亂而無奈者，胃氣上逆，濁氣翻騰，溫溫泛泛，心緒作惡之象也。生薑半夏湯，降逆氣而驅濁陰也。

生薑半夏湯八十一〔4〕 此即小半夏湯，而分兩不同。

生薑汁一升〔5〕 半夏半斤

右二味，以水三升煮半夏，取二升，內生薑汁，煮取一升半，小冷，分四服，日三夜一。嘔止，停後服。

嘔噦二十三

乾嘔噦，若手足厥者，橘皮湯主之。

乾嘔噦者，胃氣上逆，濁陰湧泛也。肺氣阻滯，鬱生痰涎，遏抑清陽，不得四布，故手足厥逆。橘皮湯〔6〕，橘皮、生薑，降衝逆而行瘀濁也。

---

〔1〕 八十 原脫，據目錄、閭本、集成本補。
〔2〕 《傷寒·少陽》 指《傷寒懸解·少陽經上篇》。
〔3〕 去滓 原脫，據蜀本、《金匱要略·嘔吐噦下利病脈證治》、《傷寒論·辨太陽病脈證并治下》補。
〔4〕 八十一 原脫，據目錄、閭本、蜀本補。
〔5〕 生薑汁一升 原作“生薑一斤”，據閭本、蜀本、《金匱要略·嘔吐噦下利病脈證治》改。
〔6〕 橘皮湯 原脫，據閭本、蜀本補。

橘皮湯八十二[1]

橘皮四兩　生薑八兩

右二味，以水七升，煮取三升，溫服一升[2]，下咽即愈。

噦逆二十四

噦逆者，橘皮竹茹湯主之。

噦逆者，中虛而胃逆之也。橘皮竹茹湯，參、甘、大棗，補中而培土，橘、薑、竹茹，降逆而止嘔也。

橘皮竹茹湯八十三[3]

橘皮二斤　竹茹二斤[4]　生薑半斤　人參一兩　甘草五兩　大棗三十枚

右六味，以水一斗，煮取三升，溫服一升，日三服。

下利二十五章[5]

下利一

下利清穀，不可攻其表，汗出必脹滿。

此段見《傷寒·太陰》[6]。下利清穀，脾陽陷敗，雖有太陽表證，不可攻之。攻之汗出陽亡，清陽愈陷，濁陰愈逆，必生脹滿。

下利二

下利氣者，當利其小便。

下利而失氣者，濕盛而氣滯也。當利其小便，以滲濕邪。

下利三

夫六府氣絕於外者，手足寒，上氣，腳縮。五藏氣絕於內

---

〔1〕　八十二　原脫，據目錄、閩本、蜀本補。

〔2〕　溫服一升　原脫，據閩本、蜀本補。

〔3〕　八十三　原脫，據目錄、閩本、集成本補。

〔4〕　斤　原作“升”，據《金匱要略·嘔吐噦下利病脈證治》改。

〔5〕　下利二十五章　原脫，據目錄。

〔6〕　《傷寒·太陰》　指《傷寒懸解·太陰全篇》。

者，利不禁。下甚者，手足不仁。

六府爲陽，其位在外，六府氣絕於外者，手足寒冷，喘促而上氣，蜷臥而脚縮也。五藏爲陰，其位在內，五藏氣絕於內者，下利不禁。下甚者，神氣敗泄而手足不仁。六府以胃爲主，五藏以脾爲主，脾胃同主四肢，故病皆見於手足也。

下利四

下利後脈絕，手足厥冷，晬時脈還，手足温者生，脈不還者死[1]。

此段見《傷寒·厥陰》。利後脈絕，手足厥冷，陽氣敗泄，危亡在目[2]。若晬時脈還，手足温者，陽氣來復，可以回生。脈不還者，陽氣不復，死無望[3]矣。

下利五

下利手足厥冷，無脈者，灸之不温，若脈不還，反微喘者，死。

此段見《傷寒·厥陰》。下利厥冷，無脈，灸之不温，與脈不還，是純陰無陽。而反微喘者，則氣不歸根，必死無疑也。

下利六

少陰負趺陽者，爲順也。

少陰，腎脈，趺陽，胃脈，胃土本剋腎水，而水盛反得侮土。以土生於火而火剋於水，火勝則土能剋水而少陰負，火敗則水反侮土而趺陽負。凡病皆水勝而土負，土勝而水負者，甚少也。水勝則死，土勝則生，故少陰以負趺陽爲順。

仲景醫脈，唐後無傳，庸工下士，開滋陰補水之門，誤世殃民，禍流千載。今海內醫書，連牀累架，皆徐世勣作無賴賊時逢人輒殺者也。俗子誦之，以害生靈，醫如猛虎，人如孤豚，誠足

---

[1]　脈不還者死　其下蜀本有“晬，子對切，《説文》：周年也，一曰晬時者，周時也”小字注文。

[2]　目　日計也。《周禮·天官·宰夫》：“三曰司，掌官灋，以治目。”《注》：“若今日計。”

[3]　無望　閩本、蜀本等均作“無日”。

悲傷不可說也。

下利七

下利脈沉弦者，下重，脈大者，爲未止，陰微弱數者，爲欲自止，雖發熱，不死。

此段見《傷寒·厥陰》。下利脈沉弦者，水寒木陷，必主下重。設脈大者，是利亡肝脾之陽，木賊土敗，利爲未止。若脈微弱數者，是脾陽欲復，肝邪將退，爲欲自止，雖外見發熱，然續將內斂，不至死也。

下利八

下利脈沉而遲，其人面少赤，身有微熱，下利清穀者，必鬱冒，汗出而解，病人必微厥，所以然者，其面戴陽，下虛故也。

此段見《傷寒·厥陰》。下利而脈沉遲，藏陰盛而府陽虛也。乃其人面色少赤，身有微熱者，是微陽欲復，爲陰邪所遏，鬱於皮膚而不能透發也。然陽鬱欲發，必不終陷，頃當衝透群陰，汗出而解。但微陽孤弱，未能遽出重圍，難免鬱冒昏迷，而後外達皮毛耳。方其鬱冒之時，病人必當微厥。所以然者，其面之少赤，是謂戴陽，戴陽者，陽根微弱而下虛故也。

下利九

下利有微熱而渴，脈弱者，令自愈。

此段見《傷寒·厥陰》。下利，有微熱而渴，是陽復矣。脈弱則木邪欲退，故令自愈。

下利十

下利脈反弦，發熱身汗者，愈。

下利脈沉而弦者，水寒而木陷也。今弦而不沉，是乙木有升達之意，再見發熱身汗，則下陷之陽，已升於上，故愈。

下利十一

下利脈數，有微熱，汗出，令自愈。設脈緊，爲未解。

此段見《傷寒·厥陰》。下利脈數，而有微熱，陽欲復也。汗出則陽氣外達，故令自愈。設脈復緊，則陰邪閉束，陽陷而不升，爲未解也。

下利十二

下利脈數而渴者，令自愈。設不差，必圊膿血，以有熱故也。

此段見《傷寒·厥陰》。下利脈數而渴者，陽已復矣，故令自愈。設利不差，必圊膿血，以其陽復之過而有餘熱以傷陰也。

下利十三

下利，寸脈反浮數，尺中自濇者，必圊膿血。

此段見《傷寒·厥陰》。下利而寸脈反見浮數，是陽復而上盛，尺中自濇者，是陰退而下虛也。陽盛必俯侵陰位，鬱蒸營分而圊膿血也。

下利十四

下利腹脹滿，身體疼痛者，先溫其裏，乃攻其表，溫裏宜四逆湯，攻表宜桂枝湯。

此段見《傷寒·太陰》〔1〕。下利而腹脹滿，是太陰腹滿自利之證也，其身體疼痛，則是太陽表證，是當先溫其裏，後攻其表。溫裏宜四逆湯，以驅其寒，攻表宜桂枝湯，以驅其風。裏溫而攻表，則汗出，不慮其陽亡也。

桂枝湯八十四〔2〕 方見《傷寒·太陽》。

桂枝三兩　芍藥三兩　甘草二兩　大棗十二枚　生薑三兩

右五味，㕮咀，以水七升，微火煮取三升，去滓，適寒溫，服一升。服已，須臾啜稀粥一升，以助藥力，溫覆令一時許，遍身漐漐微似有汗者益佳，不可令如水淋漓。若一服汗出病瘥，停後服。

下利十五

下利清穀，裏寒外熱，汗出而厥者，通脈四逆湯主之。

---

〔1〕《傷寒·太陰》　指《傷寒懸解·太陰全篇》。
〔2〕 八十四　原脱，據目錄、閩本、集成本補。

下利清穀，裏寒外熱，手足厥逆，脈微欲絕，是少陰通脈四逆證。厥陰風木疏泄，故有汗出之證，亦宜通脈四逆，溫藏寒而通經脈也。

此段見《傷寒·厥陰》，詳閱《傷寒》少陰、厥陰二篇，此段之義乃明。

通脈四逆湯八十五[1]　方見《傷寒·少陰》[2]。此即四逆湯，而分兩不同。

甘草二兩，炙　乾薑三兩，強人可四兩　附子大者一枚，生用
右三味，以水三升，煮取一升二合，去滓，分溫再服。

下利十六

氣利，訶黎勒散主之。

氣利，即前所謂下利氣也。以脾肝濕陷，二氣鬱塞，木遏風動，疏泄不藏，而爲下利。利而隧道梗濇，氣塊喧鳴而不調暢，是謂氣利。訶黎勒散，行滯氣而收滑陷也。

訶黎勒散八十六[3]

訶黎勒十枚

右一味，爲散，粥飲和，頓服。

下利十七

下利肺痛，紫參湯主之。

肺與大腸爲表裏，腸陷而利作，則肺逆而痛生。而肺腸之失位，緣中氣之不治，脾土不升，而後腸陷，胃土不降，而後肺逆。紫參湯，甘草補中而緩急，紫參清金而破瘀，瘀開而氣調，各復肺腸升降之舊，則痛定而利止矣。

---

〔1〕 八十五　原脫，據目錄、閩本、蜀本補。
〔2〕 方見《傷寒·少陰》　原在“分兩不同”後，據閩本、本書前後文例移。
〔3〕 八十六　原脫，據目錄、閩本、蜀本補。

紫參湯八十七〔1〕

紫參半斤　甘草三兩

右二味，以水五升，先煮紫參，取二升，内甘草，煮取一升半，分溫再服。

下利十八

下利後更煩，按之心下濡者，爲虛煩也，梔子豉湯主之〔2〕。

此段見《傷寒·厥陰》。利後陽泄，不應生煩，乃更煩者，是陽復而有内熱也。承氣證之煩，心下鞕滿，是謂實煩，若按之心下濡者，是謂虛煩。緣陽復熱升，薰蒸肺津〔3〕，而化涎沫，心氣鬱阻，是以生煩。宜梔子豉湯，吐其瘀濁，以清煩熱也。

梔子豉湯八十八〔4〕　方見《傷寒·太陽》。

梔子十四枚，劈　香豉四合，綿裹

右二味，以水四升，先煮梔子，取二升半，内豉，煮取一升半，去滓，分二服。進一服得吐，則止。

下利十九

下利讝語者，有燥屎也，小承氣湯主之。

此段見《傷寒·厥陰》。下利讝語者，是膽火傳於胃土，胃熱而有燥屎也。宜小承氣湯，下其燥屎，以瀉胃熱。

此下大承氣證四章，皆少陰之負陽明，下利之順證也。

小承氣湯八十九〔5〕　方見《傷寒·陽明》〔6〕。

大黃四兩　枳實三枚，炙　厚樸二兩，炙

右三味，以水四升，煮取一升二合，去滓，分溫二服。得脈

---

〔1〕 八十七　原脱，據目錄、閩本、蜀本補。

〔2〕 梔子豉湯主之　其下蜀本有“濡，音頓，與頓同，柔也”小字注文。

〔3〕 津　原脱，據閩本、蜀本補。

〔4〕 八十八　原脱，據目錄、閩本、集成本補。

〔5〕 八十九　原脱，據目錄、閩本、集成本補。

〔6〕《傷寒·陰明》　指《傷寒懸解·陽明上篇》。

則止。

下利二十

下利三部脈皆平，按之心下堅者，急下之，宜大承氣湯。方見痙病。

此段見《傷寒·可下》[1]中。在汗下宜忌篇内。寸大於關，關大於尺，人之常也，是以三部不平，三部皆平，是乙木鬱於尺中，不能上達，故尺與關平，甲木鬱於關上、不能下達，故關與寸[2]平。乙木陷則臍下脹[3]，甲木逆則心下堅，若按之心下堅者，是甲木之逆也。戊土被迫，府不能容，故見下利。宜大承氣急下之，以清胃府之鬱熱也。

下利二十一

下利脈遲而滑者，實也，利未欲止，急下之，宜大承氣湯。

此段見《傷寒·可下》[4]中。宿食在中，不能阻其表氣，而鬱其裏氣，故外滑而内遲。裏氣鬱阻，肝脾不升，故利未欲止。

下利二十二

下利脈反滑者，當有所去，下之乃愈，宜大承氣湯。

此段見《傷寒·可下》中。宿食在中，鬱格陽氣，不得内濟，無復陰氣之翕聚，是以脈滑。

下利二十三

下利已瘥，至其年月日時復發者，以病不盡故也，當下之，宜大承氣湯。

此段見《傷寒·可下》中。下利瘥後，至其從前病起之期而又發，以病根不盡故也。當下之，以絕其根。

下利二十四

熱利下重者，白頭翁湯主之。

此段見《傷寒·厥陰》。肝氣遏陷，鬱生下熱，魄門重墜者，

---

〔1〕《傷寒·可下》　指《傷寒懸解·汗下宜忌·可下》。
〔2〕寸　原作"尺"，據蜀本、上下文義及醫理改。
〔3〕脹　原作"敗"，據閩本、蜀本改。
〔4〕《傷寒·可下》　指《傷寒懸解·汗下宜忌·可下》。

宜白頭翁湯。白頭翁清少陽之相火，黃連清少陰之君火，黃蘗、秦皮，瀉厥陰之濕熱也。

白頭翁湯九十[1]　方見《傷寒・厥陰》。

白頭翁三兩　黃連三兩　黃蘗二兩　秦皮三兩

右四味，以水七升，煮取三升，去滓，温服一升。不愈，更服。

下利二十五

下利便膿血者，桃花湯主之。

此段見《傷寒・少陰》。久利不止，木鬱血陷，寒濕腐敗，風木摧剝，故便膿血。桃花湯，粳米補土而瀉濕，乾薑温中而驅寒，石脂斂腸而固脫也。

桃花湯九十一[2]　方見《傷寒・少陰》。

乾薑一兩　粳米一升　赤石脂一斤，一半全用，一半篩末

右三味，以水七升，煮米熟，去滓，温服七合，内石脂末方寸匕，日三服。若一服愈，餘勿服。

〔附方〕

《外臺》黃芩湯六[3]　治乾嘔下利。

黃芩三兩　桂枝一兩　人參三兩　大棗十二枚　乾薑三兩　半夏半升

右六味，以水七升，煮取三升，分温三服。

---

[1]　九十　原脱，據目録、閩本、集成本補。
[2]　九十一　原脱，據目録、閩本、蜀本補。
[3]　六　原脱，據目録補。

〔内傷雜病〕[1]

痰飲咳嗽 三十七章[2]

痰飲咳嗽者，肺腎之病也，而根實原於土[3]虛。蓋化水者，氣也，其職在肺，化氣者，水也，其職在腎，陽衰土濕，則肺失清降而氣不化水，腎失溫升而水不化氣，於是痰飲作矣。痰飲濁瘀，肺氣不布，隔礙壅阻，於是咳嗽生焉。治咳嗽者，去其痰飲，治痰飲者，培其土氣，培土氣者，疏木而泄水，緣水侮木賊，中氣濕寒，此痰飲咳嗽所由來也。然則苓桂朮甘，實爲痰飲主方，自此隨證而化裁之，溫涼補瀉，意悉法周，雖百慮而不一致，實同歸而非殊途也。

後世庸工，凡臨咳嗽，必用清潤，至於滋濕伐陽，茫然不知，久而土崩人亡，未有幸脫者。百試不驗，而千古皆同，此輩方心，不可鑒也。

痰飲一

問曰：夫飲有四，何謂也？師曰：有痰飲，有懸飲，有溢飲，有支飲。

痰飲之處所不同，名目亦殊。義詳下章。

痰飲二

問曰：四飲何以爲異？師曰：其人素盛今瘦，水走腸間，瀝瀝有聲，謂之痰飲。飲後水流在脇下，

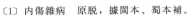

〔1〕內傷雜病　原脫，據閩本、蜀本補。
〔2〕三十七章　原脫，據目錄補。
〔3〕土　原作“上”，形近之誤，據閩本、蜀本改。

咳唾引痛，謂之懸飲。飲水流行，歸於四肢，當汗出而不汗出，身體疼重，謂之溢飲。咳逆倚息，氣短不得臥，其形如腫，謂之支飲。

其人素日肌肉豐盛，今忽瘦削，此由脾虛不能化穀，食宿水停，肌肉不生也，水走腸間，瀝瀝有聲，如此謂之痰飲，飲之行走於心下小腸之間者也。飲後水流脅下，咳唾鼓動，牽引作疼，如此謂之懸飲，飲之空懸於肝膽之經者也。飲水流行，歸於四肢，當化汗[1]外泄，而不得汗出，水浸肢節，身體疼重，如此謂之溢飲，飲之流溢於四末者也。咳嗽氣逆，倚物布息，氣道短促，不得眠臥，營衛鬱遏，其形如腫，如此謂之支飲，飲之支結於膽經而傷及肺藏者也。支飲或左或右，偏而不正，如樹木之枝，在木幹之旁。在左則右倚物息，在右則左倚物息。以足少陽之經，下胸貫膈而循脅，位在胸側，水飲阻格，膽經不降，逆衝肺部，肺無布息之地，故咳喘而不臥也。

痰飲三

水在心，心下堅築，短氣，惡水不欲飲。水在肺，吐涎沫，欲飲水。水在脾，少氣身重。水在肝，脅下支滿，嚏而痛。水在腎，心下悸。

水在心，火敗水淩，濁陰填塞，心下堅痞動築，氣息促短，惡水不欲飲。水在肺，氣滯津凝，吐涎沫而欲飲水。水在脾，陽衰濕旺，少氣而身重。水在肝，經氣迫急，脅下支結滿鞕，嚏而振鼓作痛。水在腎，木鬱風搖，心下悸動。蓋飲食入胃，脾陽蒸動，化爲精氣，上歸於肺。肺金清和，將此精氣散布於五藏六府、十二經脈之中，經絡藏府，皆得受氣。氣降則化水，水升又化氣。水之在上，氣方化而未盛，故氣多而水少，其象如霧。氣之在下，水方化而未盛，故水多而氣少，其形如瀆。在上之氣，有清有濁，清者化而爲神氣，內歸於心肺，濁者外泄而爲汗。在下之水，有精有粗，精者化而爲精血[2]，內歸於腎肝，粗者外

---

[1] 汗　原作"於"，據閩本、蜀本改。
[2] 血　原脫，據閩本、蜀本補。

滲而爲溺。至於脾胃濕盛而陽虛，則氣水不化而凝爲痰飲。痰者，氣不化水，熏蒸於上而凝結者也，故其質厚。飲者，水不化氣，淫泆於下而停瘀者也，故其質薄。

痰飲之家，雖由於肺腎之陽虛，而實原於脾胃之濕盛，後世庸工，乃有濕痰、燥痰之説，不通極矣！

痰飲四

夫心下有留飲，其人背寒冷如掌大。

心下火位，而留飲居之，是寒水之凌君火也。太陽寒水之經，行身之背，其人背後寒冷，正對心位，其大如掌也。

留飲即痰飲之停留者，上自心下，下至小腸，停留不散，是謂諸飲之宗，如水木之源本也。自此而流於脇下，則爲懸飲，歸於四肢，則爲溢飲，結於胸旁，則爲支飲。是諸飲之支，如水木之支派也。

痰飲五

留飲者，脇下痛引缺盆，咳嗽則轉甚。

足少陽之經，自缺盆而入脇裏，足厥陰之經，自小腹而布脇肋，脇下痛引缺盆者，飲阻少陽之經，經氣不舒，故痛引缺盆。咳嗽則經脈振動，是以痛甚。此痰飲之流於脇下，而在肝膽之經者，所謂懸飲也。

痰飲六

胸中有留飲，其人短氣而渴，四肢歷節痛。

飲阻竅隧，肺無降路，津液凝滯，故短氣而渴。濕流關節，故四肢歷節而疼痛。此飲之自胸膈而流四肢，所謂溢飲也。

痰飲七

脈沉者，有留飲。

火浮水沉，自然之性也。

痰飲八

膈上病痰，滿喘咳吐，發則寒熱，背痛腰疼，目泣自出，其人振振身瞤悸，必有伏飲。

膈上痰飲阻碍，肺氣壅滿，喘促咳嗽，是土濕而胃逆也。一

旦痰氣上湧，嘔吐發作，胃氣逆升，則太陽不降。太陽寒水之
經，經氣鬱遏，營衛易位，則發熱而惡寒。營陰束其衛陽，是以發
熱惡寒。太陽行身之背，逆而不降，經氣壅迫，故脊背疼痛。胃
逆則脾陷，肝木抑遏，陷於水位，是以腰疼。腎位於腰，是謂水位。
肝竅於目，腎主五液，入肝爲淚，木鬱風動，肝液升泄，故目泣
自出。風木搖蕩，故振振而瞤悸。如此必有伏飲，緣飲伏濕旺，
土木雙鬱，是以見證如此。

痰飲九

夫病人飲水多，必暴喘滿。凡食少飲多，水停心下，甚者則
悸，微者短氣。脈雙弦者，寒也，皆大下後虛。脈偏弦者，
飲也。

病人陽虛濕旺，火升作渴，飲水一多，不能消化，水阻肺
氣，必暴生喘滿。凡土虛食少而飲水多者，水停心下，鬱其木
氣。甚者木鬱風動，則生瞤悸。微者肺金阻格，必苦短氣。水旺
木鬱，則脈必弦。弦爲木氣，應見於左關，若兩關雙弦者，是水
寒土濕，木氣不達，乙木鬱於左關而不升，甲木鬱於右關而不
降，此皆大下後之虛脈。若一手偏弦者，此必飲邪之偏在一方，
鬱其木氣也。蓋飲泛土濕，木氣必鬱，生氣不暢，故見弦象。左
偏弦者，飲在脾土，右偏弦者，飲在胃土也。雙弦者，即偏弦之重
者。微則偏弦，甚則雙弦，實同原也。

痰飲十

脈弦數，有寒飲，冬夏難治。

弦數者，少陽甲木不降，相火逆升，必有寒飲鬱格。冬時水
旺下寒，陽氣不蟄，夏而水衰，然相火升泄，下寒愈劇，皆難
治也。

痰飲十一

肺飲不弦，但苦喘短氣。

肺病痰飲，金能勝木，故脈不弦。但苦[1]痰飲阻礙，喘促

---

〔1〕　苦　原作“若”，形近之誤，據閩本、本節經文改。

短氣耳。

痰飲十二

支飲亦喘而不能臥，加短氣，其脈平也。

支飲亦飲之偏結於肺部者，故喘不能臥，加以短氣，其脈亦平而不弦也。

痰飲十三

脈浮而細滑，傷飲。

水飲在中，鬱格陽氣，升浮不歸，故如循貫珠，累累聯屬，流利不停，其診曰滑，而其中實有扞格之象。水旺陰盛，是以脈細。

痰飲十四

病痰飲者，當以溫藥和之。

痰飲者，水寒土濕，火冷金涼，精氣埋鬱所作。當以溫藥和之，寒消濕化，自然渙解。蓋土不得火，濕氣滋生，此痰飲化生之原也。土濕則上不能生金，痰凝於心胸，下不能制水，飲聚於腸胃。肺冷故氣不化水，薰蒸而爲痰，腎寒故水不化氣，停瘀而爲飲，是以當溫也。

痰飲十五

心下有痰飲，胸脅支滿，目眩，苓桂术甘湯主之。

心下有痰飲，停瘀胃口，土濕木鬱，膽經莫降，故胸脅偏支脹滿，目珠眩運。以君相同氣，甲木失根，君火亦騰，神魂浮蕩，無所歸宿，是以發眩。目者神魂之開竅，故眩見於目。苓桂术甘湯，术、甘，補中而燥土，苓、桂，瀉水而疏木也。

苓桂术甘湯九十二[1]　　方見《傷寒·太陽》。

茯苓四兩　桂枝三兩　白术三兩　甘草二兩

右四味，以水六升，煮取三升，分溫三服，小便則利。

---

[1] 九十二　原脱，據目錄、閩本、集成本補。

痰飲十六

夫短氣有微飲，當從小便去之，苓桂术甘湯主之，腎氣丸亦主之。方見消渴。

微飲阻隔，肺金不降，是以短氣。此緣土濕木鬱，不能泄水，此當從小便去其水飲。飲去而土燥，則肺斂而氣降矣。苓桂术甘湯，术、甘，補中而燥土，苓、桂，瀉水而疏木，可以主之。腎氣丸，丹、地、苓、澤，清風而瀉濕，附、桂、茱、薯，暖水而榮木，亦可以主之也。

痰飲十七

病者脈伏，其人欲自利，利反快，雖利，心下續堅滿，此爲留飲欲去故也，甘遂半夏湯主之。

留飲在下，故脈伏而欲自利。若利反捷快，是留飲下行，腸胃滋濡也。雖水[1]隨利下，心下猶續續堅滿以水下未盡，濁陰不得遽消，然已非從前痞結之象，此爲留飲欲去，故稍覺鬆頓也。甘遂半夏湯，甘遂、半夏，瀉水而滌飲，甘草、芍藥，培土而瀉木，蜂蜜滑腸而行水也。

甘遂半夏湯九十三[2]

甘遂大者二枚　半夏十二枚，以水一升，煮取半升，去滓　芍藥五枚[3]　甘草如指大一枚，炙

右四味，以水二升，煮取半升，去滓，以蜜半升，合藥汁煎取八合，頓服之。

痰飲十八

腹滿，口舌乾燥，此腸間有水氣，己椒藶黃丸主之。

腸間有水，阻遏中氣，升降不行，是以腹滿。君相升逆，故口舌乾燥。己椒藶黃丸，防己、椒目，瀉濕而行水，葶藶、大黃，瀋流而決壅也。

---

〔1〕 水　原作“未”，形近之誤，據下文“以水下未書”、閩本改。
〔2〕 九十三　原脱，據目錄、閩本、集成本補。
〔3〕 枚　諸本均同，疑誤，當作“兩”。

己椒藶黃丸九十四〔1〕

防己　椒目　亭藶　大黃各一兩

右四味，末之，蜜丸，如梧子大，先食飲服一丸，日三服〔2〕。稍增，口中有津液。渴者，加芒硝半兩。

痰飲十九

脈沉而弦者，懸飲內痛，病懸飲者，十棗湯主之。

水寒木鬱，則脈沉而弦，法當懸飲在脇，咳唾引痛。病懸飲者，木旺土虛，不能行水，宜扶土而瀉水。十棗湯，芫、遂、大戟，決渠而瀉水飲，大棗補土而保脾精也。

十棗湯九十五〔3〕　方見《傷寒》〔4〕

芫花熬　甘遂　大戟各等分

右三味，搗篩，以水一升五合，先煮肥大棗十枚，取八合，去滓，內藥末，強人服一錢匕，羸人服半錢匕，平旦溫服之。不下者，明日更加半錢。得快利後，糜粥自養。

痰飲二十

病溢飲者，當發其汗，大青龍湯主之，小青龍湯亦主之。

水歸四肢，當汗不汗，而成溢飲。病溢飲者，當發其汗。其陽氣鬱阻而肺熱者，宜大青龍湯，石膏、麻、桂，清金而瀉營衛，杏仁、生薑，利肺而降逆氣，甘草、大棗，培土而補脾精也。其陰〔5〕氣衝逆而肺寒者，宜小青龍湯，麻、桂、芍藥，發表而瀉營衛，甘草、半夏，補中而降胃氣，薑、辛、五味，溫肺而下衝逆也。

---

〔1〕　九十四　原脫，據閩本、集成本補。
〔2〕　日三服　原脫，據蜀本、《金匱要略·痰飲咳嗽病脈證并治》補。
〔3〕　九十五　原脫，據目錄、閩本、蜀本補。
〔4〕　方見《傷寒》　原脫，據目錄補。
〔5〕　陰　原作“陽”，據蜀本改。

大青龍湯九十六〔1〕 方見《傷寒‧太陽》。

麻黃六兩　桂枝二兩　石膏如雞子大，碎　杏仁四十枚，去皮尖
生薑三兩　甘草二兩　大棗十二枚

右七味，以水九升，先煮麻黃，減二升，去上沫，內諸藥，
煮取三升，去滓，溫服一升，取微汗。汗多者，溫粉粉之。

小青龍湯九十七〔2〕 方見《傷寒‧太陽》。

麻黃三兩　桂枝三兩　芍藥三兩　甘草二兩　半夏半升　細辛
三兩　乾薑三兩　五味三兩

右八味，以水一斗，先煮麻黃，減二升，去上沫，內諸藥，
煮取三升，去滓，溫服一升。

痰飲二十一

膈間支飲，其人喘滿，心下痞堅，面色黎〔3〕黑，其脈沉緊，
得之數十日，醫吐下之不愈，木防己湯主之。虛者即愈，實者三
日復發，復便愈不愈者，宜木防己湯去石膏加茯苓芒硝湯主之。

土濕胃逆，不能行水，故飲停胸膈，阻格肺氣，喘促壅滿。
膽胃填塞，甲木莫降，故盤結胃口，心下痞堅。水旺木鬱，不能
外華，故面色黎黑，其脈沉緊。木防己湯，人參、桂枝，補中而
疏木，防己、石膏，瀉水而清金也。邪虛者，病在膈間，得之即
愈。邪實者，土濕木鬱，而生下熱，暫時難愈，三日復發。復與
此湯不愈者，宜木防己湯去石膏之清上，加茯苓以瀉下濕、芒硝
以清下熱也。

面色黎黑者，《靈樞‧經脈》：足少陽、厥陰之經，病則面
塵，脫色。蓋木主五色，入心爲赤，入腎爲黑，以肝木藏血而華
色，木榮則陽火發露而光華，木枯則陰水鬱埋而晦黑。木者，水
母而子火，火明而水黯故也。得之數十日，醫吐下之不愈者，支

---

〔1〕 九十六　原脫，據目錄、閩本、集成本補。
〔2〕 九十七　原脫，據目錄、閩本、集成本補。
〔3〕 黎　通“黧”。《正韻》：“黎，黑也，與黧同。”

飲粘瘀，濕熱纏綿，非用防己、石膏，不能瀉也。實者三日復
發，以濕熱在下，病根伏留而不除也。

木防己湯九十八〔1〕

木防己三兩　石膏雞子大一枚　人參四兩　桂枝二兩

右四味，以水六升，煮取二升，分溫再服。

木防己去石膏加茯苓芒硝湯九十九〔2〕

木防己三兩　人參四兩　桂枝二兩　茯苓四兩　芒硝三合

右五味，以水六升，煮取二升，去滓，內芒硝，再微煎，分
溫再服，微利則愈。

痰飲二十二

假令瘦人臍下有悸，吐涎沫而顛眩，此水也，五苓散主之。

瘦人氣弱，不能消水，水停木鬱，風動根搖，故臍下振悸。
肺氣不降，津液淫蒸，故湧吐涎沫。君相失根，神魂旋轉，故顛
冒眩暈。此緣水泛而土濕，五苓散，二苓、澤瀉，利水而瀉濕，
白朮、桂枝，燥土而疏木也。

五苓散一百〔3〕　方見《傷寒·太陽》。

茯苓三分　豬苓三分，去皮　澤瀉一兩一分　白朮三分　桂枝
二分

右五味，爲末，白飲服方寸匕，日三服，多服暖水，汗
出愈。

痰飲二十三

卒嘔吐，心下痞，膈間有水，眩悸者，小半夏加茯苓湯
主之。

卒然嘔吐，心下痞悶，膈間有水，頭眩心悸者，小半夏加茯

---

〔1〕　九十八　原脫，據目錄、閩本、集成本補。
〔2〕　九十九　原脫，據目錄、閩本、集成本補。
〔3〕　一百　原脫，據目錄、閩本、蜀本補。

苓湯。生薑、半夏，降逆而止嘔，茯苓泄水而消滿也。

小半夏加茯苓湯百一〔1〕

半夏一升　生薑半斤　茯苓四兩
右三味，以水七升，煮取一升五合，分溫再服。

痰飲二十四

心下有支飲，其人苦冒眩，澤瀉湯主之。

飲停心下，陽不歸根，升浮旋轉，則生冒眩。此由土敗水侮，故支飲上停，澤瀉湯，白术補中而燥土，澤瀉利水而排飲也。

澤瀉湯百二〔2〕

澤瀉五兩　白术二兩
右二味，以水二升，煮取一升，分溫再服。

痰飲二十五

嘔家本渴，渴者爲欲解，今反不渴，心下有支飲故也，小半夏湯主之。

嘔家津傷燥動，本當發渴，渴者，爲飲去而欲解也。今嘔吐之後，反不作渴，此心下有支飲，阻格君相之火，逆刑肺金，是以作渴。渴而飲水，不能消受，是以作嘔。新水雖吐，而支飲未去，是以嘔後不渴。小半夏湯，半夏、生薑，降衝逆而排水飲〔3〕也。

小半夏湯百三〔4〕

半夏一升　生薑半斤
右二味，以水七升，煮取一升半，分溫再服。

---

〔1〕　百一　原脫，據閩本、集成本、目錄補。
〔2〕　百二　原脫，據目錄、閩本、蜀本補。
〔3〕　水飲　原作“飲水”，據閩本、蜀本、集成本乙轉。
〔4〕　百三　原脫，據目錄、閩本、集成本補。

痰飲二十六

先渴後嘔，爲水停心下，此屬飲家，小半夏加茯苓湯主之。

水停心下，火升作渴。飲而新水又停，是以作嘔。

痰飲二十七

支飲胸滿者，厚樸大黃湯主之。

支飲居膽肺之部，清氣鬱阻，胸膈壅滿，此胃土堙塞，絕其降路也。厚樸大黃湯，枳、樸，降逆而消滿，大黃瀉胃而通瘀也。

厚朴大黃湯百四[1] 此即小承氣湯，而分量不同。

厚朴一尺　枳實四枚　大黃六兩

右三味，以水五升，煮取二升，分溫再服。

痰飲二十八

支飲不得息，葶藶大棗瀉肺湯主之。方見肺癰。

支飲壅阻，肺氣不得布[2]息，葶藶大棗瀉肺湯，葶藶瀉濕而利肺氣，大棗補土而保脾精也。

痰飲咳嗽二十九

咳家，其脈弦，爲有水，十棗湯主之。

咳家脈弦，此爲有水，緣濕旺木鬱，是以脈弦，疏泄不行，是以有水。宜十棗湯，補土而瀉水也。

痰飲咳嗽三十

夫有支飲家，咳煩胸中痛者，不卒死，至一百日，或一歲。宜十棗湯。

咳煩胸痛者，支飲阻格，膽肺不降也。其病雖久，而支飲未去，猶宜十棗湯也。

痰飲咳嗽三十一

久咳數歲，其脈弱者，可治，實大數者，死，其脈虛者，必

---

〔1〕 百四　原脫，據目錄、閩本、蜀本補。

〔2〕 布　原作"喘"，據閩本改。

苦冒，其人本有支飲在胸中故也，治屬飲家。

久咳數歲，是肺胃之常逆也。其脈弱者，土金未敗，猶爲可治。實大數者，肺胃上逆，陽氣絕根，土敗於甲木，金敗於相火，是以死也。其脈虛者，必苦昏冒，以其人本有支飲在胸中，格其陽氣故也，治法屬之飲家。

痰飲咳嗽三十二

咳逆倚息不得臥，小青龍湯主之。

咳嗽氣逆，倚物布息，不得眠臥，此支飲在膈，氣阻而不降也。小青龍湯，麻黃、桂、芍，發汗而泄水，五味、薑、辛，下氣而止咳，甘草、半夏，補中而降逆也。

痰飲咳嗽三十三

青龍湯下已，多唾，口燥，寸脈沉，尺脈微，手足厥逆，氣從小腹上衝胸咽，手足痹，其面翕熱如醉狀，因復下流陰股，小便難，時復冒者，與茯苓桂枝五味甘草湯，治其氣衝。

青龍湯服下之後，若多唾，口燥，寸脈沉而尺脈微，手足厥逆，氣從少腹上衝胸咽，是汗後陽亡而風木鬱衝也。傷寒汗後陽亡，土濕水寒，木鬱風動，則發奔豚，此亦奔豚之大意也。多唾口燥者，風木耗津而肺氣上熏也。寸沉而尺微，上下之陽俱虛也。手足厥逆，土敗而四肢失溫也。氣從少腹上衝胸咽，風木之上奔也。其面翕熱如醉狀，因復下流陰股，陽明循面下行，風木鬱衝，陽明逆行，故[1]面熱，升已而降，則流於陰股。手足痹者，汗泄血中溫氣，經絡閉塞而不行也。小便難者，土濕木鬱，不能疏泄也。時復冒者，飲阻陽氣，升浮無根也。此宜與茯苓桂枝五味甘草湯，治其衝氣，茯苓、桂枝，瀉水而下乙木之衝，甘草，五味[2]，培土而降辛金之逆也。

---

〔1〕 故　原作"而"，據閩本改。
〔2〕 五味　原脫，據閩本、蜀本補。

茯苓桂枝五味甘草湯百五[1]

茯苓四兩　桂枝四兩，去皮　五味半升[2]　甘草三兩，炙

右四味，以水八升，煮取三升，去滓，分[3]溫三服。

痰飲咳嗽三十四

衝氣即低，而反更咳，胸滿者，用桂苓五味甘草湯去桂加乾薑細辛，以治其咳滿。

服桂苓五味甘草後，衝氣即低，而反更咳嗽而胸滿者，乙木雖降，而辛金更逆也。用桂苓五味甘草，去桂，加乾薑、細辛，利肺而降逆，以治其咳滿也。

苓甘五味薑辛湯百六[4]

茯苓四兩　五味半升　甘草三兩　乾薑三兩　細辛三兩

右五味，以水八升，煮取三升，去滓，溫服半升，日三服。

痰飲咳嗽三十五

咳滿即止，而更復渴，衝氣復發者，以細辛、乾薑爲熱藥也，服之當遂渴，而渴反止者，爲支飲也。支飲者，法當冒，冒者必嘔，嘔者復內半夏，以去其水。

服苓甘五味薑辛後，咳滿即止。設其更覺發渴，衝氣復發者，以細辛、乾薑，本爲熱藥，服之熱傷肺津，應當遂時作渴，津亡燥動，風木乃發。若渴反止者，此爲支飲內停也。支飲格其陽氣，法當昏冒。冒者胃氣升逆，必作嘔吐。嘔者復內半夏，以去其水飲而止嘔吐也。

---

〔1〕　百五　原脫，據目錄、閩本、蜀本補。

〔2〕　半升　原作"半斤"，據集成本、石印本、《金匱要略·痰飲咳嗽病脈證并治》改。

〔3〕　分　原脫，據閩本、蜀本、集成本、《金匱要略·痰飲咳嗽病脈證并治》補。

〔4〕　苓甘五味薑辛湯百六　原作"桂枝五味甘草湯去桂加乾薑細辛湯"，據閩本、蜀本、《金匱要略·痰飲咳嗽病脈證并治》補。

苓甘五味加薑辛半夏湯百七〔1〕

茯苓四兩　甘草三兩　五味半升　乾薑三兩　細辛三兩　半夏半升

右六味，以水八升，煮取三升，去滓，温服半升，日三服。

痰飲咳嗽三十六

水去嘔止，其人形腫者，加杏仁主之。其證應内麻黄，以其人遂痺，故不内之。若逆而内之者，必厥。所以然者，以其人血虚，麻黄發其陽故也。

服苓甘五味薑辛半夏後，水去嘔止，其人形腫者，此衛氣之鬱，宜加杏仁，利肺壅而瀉衛鬱。腫家應用麻黄，以瀉衛氣，以其人服小青龍後，陽隨汗泄，手足麻痺，故不内之。若逆而内之者，必手足厥冷。所以然者，以汗瀉血中温氣，其人陰中之陽已虚，麻黄復瀉其血中之陽氣故也。

苓甘五味加薑辛半夏杏仁湯百八〔2〕

細辛三兩　甘草三兩　五味半升　乾薑三兩　茯苓四兩　半夏半升　杏仁半升，去皮

右七味，以水一斗，煮取三升，去滓，温服半升，日三服。

痰飲咳嗽三十七

若面熱如醉，此爲胃熱上衝熏其面，加大黄以利之。

服小青龍後，其面翕熱如醉，此胃熱上衝，熏蒸其面。若服苓甘五味薑辛半杏之後，此證猶存，宜加大黄以利之，則胃熱清矣。

苓甘五味加薑辛半杏大黄湯百九〔3〕

茯苓四兩　甘草三兩，炙　五味半升　乾薑三兩　細辛三兩

---

〔1〕　百七　原脱，據目録、閩本、蜀本補。
〔2〕　百八　原脱，據目録、閩本、蜀本補。
〔3〕　百九　原脱，據目録、閩本、蜀本補。

半夏半升，洗　杏仁半升，去皮尖　大黄三兩

　　右八味，以水一斗，煮取三升，去滓，温服半升，日三服。

〔附方〕

　　《外臺》茯苓飲七[1]　治心胸中有停痰宿水，自吐出水後，心胸間虛，氣滿，不能食。消痰氣，令能食。

　　茯苓三兩　人參三兩　白术三兩　枳實二兩　橘皮二兩半　生薑四兩

　　右六味，以水六升，煮取一升八合，分温三服，如人行八九里進之。

---

〔1〕　七　原脱，據目録補。

〔內傷雜病〕[1]

肺痿肺癰咳嗽上氣 十三章[2]

肺痿、肺癰者，咳嗽上氣之標，咳嗽上氣者，肺痿、肺癰之本。肺痿之病，內亡津液而傷火燥，肺癰之病，外感風邪而傷濕熱，溯其原委，即咳嗽上氣之積漸而成者，而咳嗽上氣之由來，則因於胃氣之逆也。故仲景諸方，溫涼補瀉，立法非一，而總以中氣爲主。未有土死而金生者，亦未有土生而金死者。見子而顧母，仲景諸方，未嘗瀉金而敗土也。

蓋咳嗽痰喘，悉緣中氣之敗，後世庸工，但知清金瀉火，不知照顧中氣。其下者，復加以滋陰補水之藥，中氣淪亡，未有不死者。虛勞咳嗽，未必即死，而最難逃者，庸工之毒手。橫覽夭枉，惕目驚心，天乎？人乎？不可解也。

肺痿肺癰 五章[3]

肺痿一

問曰：熱在上焦者，因咳爲肺痿，肺痿之病，從何得之？師曰：或從汗出，或從嘔吐，或從消渴小便利數，或從便難，又被快藥下利，重亡津液，

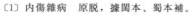

〔1〕內傷雜病　原脫，據閩本、蜀本補。
〔2〕十三章　原脫，據目錄補。
〔3〕肺痿肺癰五章　原脫，據目錄補。

故得之。曰：寸口脈數，其人咳[1]，口中反有濁唾涎沫者何？
師曰：爲肺痿之病。若口中辟辟燥，咳即胸中隱隱痛，脈反滑
數，此爲肺癰，咳唾膿血。脈數虛者爲肺痿，數實者爲肺癰。

　　熱在上焦者，因咳嗽而爲肺痿，肺痿之病，由於津亡而金燥也。
溯其原來，或從汗出而津亡於表，或從嘔吐而津亡於裏，或從消渴
便數而津亡於前，或從胃燥便難，津液原虧，又被快藥下利，重亡
津液而津亡於後，故得之也。寸脈虛數，咳而口中反有濁唾涎沫者，
此爲肺痿。若口中辟辟乾燥，咳即胸中隱隱作痛，脈反滑數，此爲
肺癰。脈數而虛者，爲肺痿，脈數而實者，爲肺癰。肺痿因於燥熱，
故數虛而無膿，肺癰因於濕熱，故數實而有膿也。

　　蓋痿者，痿頓而不振也。人之所以精神爽健者，肺氣清也，
肺熱而金爍，則氣耗而體倦，是以委靡而廢弛也。《素問·痿
論》：肺主身之皮毛，肺熱葉焦，則皮毛虛弱急薄，著則生痿躄
也。肺者，藏之長也，心之蓋也，有所失亡，所求不得，則發肺
鳴，鳴則肺熱葉焦，故曰：五藏因肺熱葉焦，發爲痿躄，此之謂
也。五藏各有痿，而五藏之痿，則以肺痿爲根。緣肺主氣而氣化
津，所以浸灌五藏。五藏之氣，皆受於肺，氣耗而津枯，五藏失
滋，是以痿也。五藏之痿，因於肺熱，而肺熱之由，則又原於陽
明之燥，故治痿獨取陽明。陽明雖化氣於燥金，而燥金實受氣於
陽明，以金生於土故也。

肺癰二

　　問曰：病咳逆，脈之何以知其爲肺癰？當有血膿，吐之則
死。其脈何類？師曰：寸口脈微而數，微則爲風，數則爲熱，微
則汗出，數則惡寒。風中於衛，呼氣不入，熱過於營，吸而不
出。風傷皮毛，熱傷血脈。風舍於肺，其人則咳，口乾喘滿，咽
燥不渴，多唾濁沫。時時振寒。熱之所過，血爲之凝滯，畜[2]

---

〔1〕　其人咳　原脱，據閩本、蜀本、本節黃解、《金匱要略·肺痿肺癰咳嗽上氣病
　　　脈證治》補。
〔2〕　畜　通"蓄"，積也。《易·序卦》："此必有所畜。"《釋文》："畜，本亦作蓄。"

結癰膿，吐如米粥。始萌可救，膿成則死。

寸口脈微而數，微則爲風泄於表，數則爲熱鬱於裏。微爲風泄，則竅開而汗出，數爲熱鬱，則陰束而惡寒。風則傷衛，風愈泄而衛愈閉，呼氣不能入，熱則傷營，衛有閉而營莫泄，吸氣不能出也。出氣爲呼，風泄於外，譬猶呼氣，泄而不開，是呼氣不入。入氣爲吸，氣閉於內，譬猶吸氣，閉而不泄，是吸氣不出。風邪外傷其皮毛，熱邪內傷其血脈。風傷皮毛，故風舍於肺，皮毛閉塞，肺氣壅阻，則生咳嗽，口乾喘滿，咽燥不渴，多吐濁沫，時時振寒。熱傷血脈，故熱過於營，血脈凝滯，瘀蒸腐敗，化爲癰膿，癰膿畜結，吐如米粥。始萌可救，膿成則死，蓋肺癰之病，因胸膈濕盛，外感風邪，肺氣壅遏，濕鬱爲熱，表則寒熱兼作，裏則瘀濁淫蒸，營血腐爛，化而爲膿，久而肺藏潰敗，是以死也。

肺痿三

肺痿吐涎沫而不咳者，其人不渴，必遺尿，小便數。所以然者，以上虛不能制下故也。此爲肺中冷，必眩，多涎唾，甘草乾薑湯以溫之。若服湯已渴者，屬消渴。

肺痿之病，金被火刑，必咳而渴，若但吐涎沫而不咳者，則其人不渴，必當遺尿而小便數。所以然者，以上虛不能制下，氣不攝水故也。此爲肺中寒冷，必頭目眩暈，多吐涎唾。以其肺胃寒滯，陽不歸根，是以發眩。氣不四達，是以多涎。甘草乾薑湯，甘草補中而培土，乾薑溫肺而降逆也。此肺痿之寒者。

甘草乾薑湯百十[1] 方見《傷寒·太陽》。

甘草四兩　乾薑二兩

右㕮咀，以水三升，煮取一升五合，去滓，分溫再服。原方闕載，取《傷寒》補。

肺癰四

咳而胸滿振寒，脈數，咽乾不渴，時出濁唾腥臭，久久吐膿

---

[1] 百十　原脱，據目錄、閩本、集成本補。

如米粥者，爲肺癰，桔梗湯主之。

　　咳而胸滿振寒者，肺氣鬱阻，陽爲陰閉也。脈數者，肺氣不降，金被火刑也。咽乾不渴者，咽燥而肺濕也。時出濁唾腥臭者，肺金味辛而氣腥，痰涎瘀濁，鬱蒸而腐化也。久而癰膿上吐，形如米粥，此爲肺癰。桔梗湯，桔梗行瘀而排膿，甘草泄熱而保中也。

桔梗湯百十一〔1〕　方見《傷寒·少陰》。

桔梗一兩　甘草二兩

　　右二味，以水三升，煮取一升，分溫再服，則吐膿血也。

肺癰五

肺癰，喘不得臥，葶藶大棗瀉肺湯主之。

　　肺癰，喘不得臥，肺鬱而氣逆也。此緣土虛濕旺，濁氣痞塞，腐敗瘀蒸，肺無降路，葶藶大棗瀉肺湯，大棗補脾精而保中氣，葶藶破肺壅而排膿穢也。

葶藶大棗瀉肺湯百十二〔2〕

葶藶熬令黃色，搗，丸如〔3〕彈子大　大棗十二枚

　　右先以水三升，煮棗〔4〕，取二升，去棗，內葶藶，煮取一升，頓服。

咳嗽上氣八章〔5〕

咳嗽上氣六

上氣喘而躁者，爲肺脹，欲作風水，發汗則愈。

　　咳嗽上氣，喘而躁煩者，此爲肺脹而氣阻也。氣爲水母，此欲作風水。以風中皮毛，遏閉肺氣，不能調水道而輸膀胱也。

---

〔1〕　百十一　原脫，據目錄、閩本、集成本補。
〔2〕　百十二　原脫，據目錄、閩本、集成本補。
〔3〕　如　原脫，據閩本補。
〔4〕　棗　原脫，據閩本、集成本、《金匱要略·肺痿肺癰咳嗽上氣病脈證治》補。
〔5〕　咳嗽上氣八章　原脫，據目錄補。

《素問·五藏生成論》：咳嗽上氣，厥在胸中，過在手陽明太陰。手陽明升則化氣，手太陰降則化水，咳嗽上氣，辛金不降，無以行水，欲作風水之兆也。發汗以瀉其皮毛而消肺脹，則愈矣。

咳嗽上氣七

上氣，面浮腫，肩息，其脈浮大，不治，又加利尤甚。

咳嗽上氣，壅於頭面，是以浮腫。喘息肩搖，是謂肩息。其脈浮大者，陽根下絕，此爲不治。又加下利，中氣敗泄，尤爲甚也。

咳嗽上氣八

咳而上氣，此爲肺脹，其人喘，目如脫狀，脈浮大者，越婢加半夏湯主之。

咳而上氣，此爲肺氣脹滿，其人喘阻，肺氣上衝，目如脫狀。脈浮大者，是表邪外束而裏氣上逆也。越婢加半夏湯，薑、甘、大棗，培土而和中，石膏、麻黃，清金而發表，半夏降逆而下衝也。

越婢加半夏湯百十三[1]

麻黃六兩　石膏半斤　甘草二兩　大棗十五枚　生薑三兩　半夏半升

右六味，以水六升，先煮麻黃，去上沫，內諸藥，煮取三升，分溫三服。

咳嗽上氣九

肺脹，咳而上氣，煩躁而喘，脈浮者，心下有水，小青龍加石膏湯主之。

肺脹，咳而上氣，煩躁而喘，脈浮者，此心下有水，阻格金火降路，氣阻而發喘咳，肺熱而生煩躁也。小青龍加石膏湯，甘草、麻、桂，補中氣而瀉營衛，芍藥、半夏，清膽火而降胃逆，薑、辛、五味，下衝氣而止咳喘，石膏涼肺蒸而除煩躁也。積水化汗而外泄，諸證自愈矣。

─────────────

〔1〕 百十三　原脫，據目錄、閩本、集成本補。

小青龍加石膏湯百十四[1]

麻黃三兩　桂枝三兩　甘草三兩　芍藥三兩　半夏半升[2]　細辛三兩　乾薑三兩　五味半升　石膏二兩

右九味，以水一斗，先煮麻黃，去上沫，內諸藥，煮取三升，強人服一升，羸者減之，日三服，小兒服四合。

咳嗽上氣十

咳而脈浮者，厚朴麻黃湯主之。咳而脈沉者，澤漆湯主之。

咳而脈浮者，其病在上，是表邪外束，裏氣上逆，肺金鬱格而不降也。厚朴麻黃湯，麻黃發表而散寒，石膏、小麥，清金而潤燥，朴、杏、薑、辛、半夏、五味，破壅而降逆也。咳而脈沉者，其病在下，是水邪上泛，相火壅阻，肺金傷剋而不歸也。澤漆湯，人參、甘草，補中而培土，生薑、半夏，降逆而驅濁，紫參、白前，清金而破壅，桂枝、黃芩，疏木而瀉火，澤漆決瘀而瀉水也。脈法：浮爲在表，表有寒邪，故用麻黃。

厚朴麻黃湯百十五[3]

厚朴五兩　杏仁半升　半夏半升　乾薑二兩　細辛二兩　五味半升　石膏如雞子大　小麥一升　麻黃四兩

右九味，以水一斗二升，先煮小麥熟，去滓，內諸藥，煮取三升，溫服一升，日三服。

澤漆湯百十六[4]

澤漆一升，以東流水五斗，煮取一斗五升　人參三兩　甘草三兩生薑五兩　半夏半升　白前五兩　紫參五兩　桂枝三兩　黃芩三兩

右九味，㕮咀，內澤漆汁中，煮取五升，溫服五合，至

---

〔1〕　百十四　原脫，據目錄、閩本、集成本補。
〔2〕　半升　原作「半斤」，據蜀本、《金匱要略·肺痿肺癰咳嗽上氣病證治》改。
〔3〕　百十五　原脫，據目錄、閩本、集成本補。
〔4〕　百十六　原脫，據目錄、閩本、集成本補。

夜盡。

咳嗽上氣十一

咳而上氣，喉中水雞聲，射干麻黃湯主之。

風寒外閉，肺氣鬱阻，逆衝咽喉，瀉之不及，以致呼吸堵塞，聲如水雞。此緣陽衰土濕，中氣不運，一感外邪，裏氣愈鬱。胃土上逆，肺無降路，而皮毛既闔，不得外泄，是以逆行上竅，衝塞如此。射干麻黃湯，射干、紫菀、款冬、五味、細辛、生薑、半夏，下衝逆而破壅塞，大棗補土而養脾精，麻黃發汗而瀉表寒也。此即傷風齁喘之證。

射干麻黃湯百十七[1]

射干十二枚　紫菀三兩　款冬三兩　五味半升　細辛三兩　生薑四兩　半夏半升　大棗七枚　麻黃四兩

右九味，以水一斗二升，先煮麻黃兩沸，去上沫，內諸藥，煮取三升，分溫三服。

咳嗽上氣十二

火逆上氣，咽喉不利，止逆下氣者，麥門冬湯主之。

土虛胃逆，相火莫降，刑剋辛金，肺氣逆衝，上竅壅塞，故火逆上氣，咽喉不利。麥門冬湯，甘、棗、參、粳，補中而化氣，麥冬、半夏，清金而降逆也。

麥門冬湯百十八[2]

麥門冬七升　半夏一升　人參二兩　甘草二兩　粳米三合　大棗十二枚

右六味，以水一斗二升，煮取六升，溫服一升，日三夜一服。

---

[1] 百十七　原脫，據目錄、閩本、集成本補。
[2] 百十八　原脫，據目錄、閩本、集成本補。

咳嗽上氣十三

咳逆[1]上氣，時時唾濁，但坐不得眠，皂莢丸主之。

咳逆上氣，時時唾濁，但能坐而不得眠，此肺氣之壅閉也。皂莢丸利氣而破壅，故能主之。

皂莢丸百十九[2]

皂莢八兩，刮去皮，用酥炙

右一味，末之，蜜丸，梧子大，以棗膏和藥，服三丸，日三夜一服。

〔附方〕

《千金》生薑甘草湯八[3]

治肺痿咳唾涎沫不止，咽燥而渴。

生薑五兩　甘草四兩　人參三兩　大棗十五枚

右四味，以水七升，煮取三升，分溫三服。

《千金》炙甘草湯九[4]　方見《傷寒·少陽》[5]。治肺痿涎唾多，心中溫溫液液者。方在虛勞。

《外臺》桔梗白散十[6]　方見《傷寒·太陽》。治咳而胸滿，振寒脈數，咽乾不渴，時出濁唾腥臭，久久吐膿如米粥者，為肺癰。

桔梗三分　貝母三分　巴豆一分，去皮，熬，研如脂

---

〔1〕逆　原作“嗽”。據閩本、本節黃解、《金匱要略·肺痿肺癰咳嗽上氣病脈證治》改。

〔2〕百十九　原脫，據目錄、閩本、集成本補。

〔3〕八　原脫，據目錄補。

〔4〕九　原脫，據目錄補。

〔5〕《傷寒·少陽》　指《傷寒懸解·少陽經下篇》。

〔6〕十　原脫，據目錄補。

　　右三味，爲散，强人飲服半錢匕，羸者減之。病在膈上者，吐膿，在膈下者，瀉出。若下多不止，飲冷水一杯即定。

　　肺癰，胸脹滿，一身面目浮腫，鼻塞清涕出，不聞香臭酸辛，咳逆上氣，喘鳴迫塞，葶藶大棗瀉肺湯主之。此條〔1〕係黃氏所缺，依《要略》本補之〔2〕。

---

〔1〕　條　原脱，據蜀本及文義補。
〔2〕　肺癰……補之　原闕，據閩本、蜀本補。

〔內傷雜病〕[1]

胸痹心痛短氣九章[2]

胸痹、心痛之病，濁陰逆犯清陽，責在肝腎之陰盛，心肺之陽虛，而其原，總由於中氣之敗。胃逆則濁陰不降，脾陷則清陽不升，是寒水淩火，風木賊土之根本也。陽宜降也，陽中之濁氣宜降而清氣不宜降，陰宜升也，陰中之清氣宜升而濁氣不宜升。濁氣升而清氣降，則陽陷於下而陰填於上，清虛沖和之位，變而爲痞滿結鞕之所。陰賊橫逆，宮城填塞，君主失守，陽神奔敗，此胸痹、心痛所由也。

失升降之職，易陰陽之部，非緣中氣虧敗，何至於此！仲景於散結開痹之中，而示人參一湯，所謂握要而警策者矣。

胸痹心痛一

師曰：夫脈當取太過不及，陽微陰弦，即胸痹[3]而痛。所以然者，責其極虛也。今陽虛知在上焦，所以胸痹、心痛者，以其陰弦故也。

診脈當取其太過不及，以定虛實。寸爲陽，尺爲陰，寸旺於尺，人之常也，寸微是陽虛於上，尺弦是陰盛於下。弦爲肝脈，應見於左關，尺弦者，水寒不能生木，木鬱於水而不升也。不升則脾必

---

〔1〕內傷雜病　原脫，據閩本、蜀本補。
〔2〕九章　原脫，據目錄補。
〔3〕胸痹　原作"痹脾"，據閩本、蜀本、集成本、石印本、《金匱要略·胸痹心痛短氣病脈證治》改。

陷，肝脾所以升清陽，肝脾鬱陷，清陽不升，是寸之所以微也。陽不敵陰，則陰邪上犯，濁氣填塞，是以胸痺。宮城逼窄，是以心痛。所以然者，責其上焦之清陽極虛也。陽在上，今寸微陽虛，因知病在上焦。其上焦所以胸痺而心痛者，以其尺脈之弦。陰盛而侵微陽，上淩清位，窒塞而不開，衝擊而不寧也。此脈之不及而病虛者。

胸痺短氣二

平人無寒熱，短氣不足以息者，實也。

若夫平人外無寒熱之表證，忽而短氣不足以息者，此必隧道壅塞而不通，或有宿物阻格而不達，是實證也。實則宜瀉，當以行瘀開閉之方，除舊布新之法，排決菀陳，則氣降而息順矣。此脈之太過而病實者。

胸痺心痛短氣三

胸痺之病，喘息咳唾，胸背痛，短氣，寸口脈沉而遲，關上小緊數，栝蔞薤白白酒湯主之。

胸痺之病，凡喘息咳唾，即胸背疼[1]痛，短氣喘促，寸口之脈沉而遲，關上之脈小而緊數，是中氣不運，濁陰上逆，氣道痞塞而不通也。栝蔞薤白白酒湯，栝蔞滌瘀而清煩，薤白、白酒，開壅而決塞也。

栝蔞薤白白酒湯百二十[2]

栝蔞實一枚，搗　薤白三兩　白酒七斤

右三味，同煮，取二升，分溫再服。

胸痺心痛四

胸痺不得臥，心痛徹背者，栝蔞薤白半夏湯主之。

胸痺不得眠臥，心痛徹背者，是陰邪上填，衝逼心宮，而胸膈痺塞，氣無前降之路，膈上莫容，是以後衝於脊背也。栝蔞薤

---

〔1〕　疼　原作“瘀”，形近之誤，據本節經文、閩本改。
〔2〕　百二十　原脫，據目錄、閩本、蜀本補。

白半夏湯，栝蔞滌瘀而清煩，薤白、白酒、半夏，破壅而降逆也。

栝蔞薤白半夏湯百二十一〔1〕

栝蔞實一枚，搗　薤白三兩　白酒一斗　半夏半升〔2〕

右四味，同煮，取四升，溫服一升，日三服。

胸痹心痛五

胸痹，心中痞，留氣結在胸，胸滿，脇下逆搶心，枳實薤白桂枝湯主之，人參湯亦主之。

胸痹，心中痞塞，濁氣留結在胸，胸膈壅悶，脇下氣逆，上搶於心，是皆膽胃逆升，濁陰不降之故也。枳實薤白桂枝湯，枳、朴、薤白，破壅塞而消痹結，栝蔞、桂枝，滌濁瘀而下衝氣也。人參湯，參、朮，燥土而益氣，薑、甘，溫中而緩急，亦主治之。

枳實薤白桂枝湯百二十二〔3〕

枳實四枚　厚朴四兩　栝蔞一枚，搗　薤白半斤　桂枝一兩

右五味，以水五升，先煮枳實、厚朴，取二升，去滓，內諸藥，煮數沸，分溫三服。

人參湯百二十三〔4〕

人參三兩　白朮三兩　甘草三兩　乾薑三兩

右四味，以水八升，煮取三升，溫服一升，日三服。

胸痹短氣六

胸痹，胸中氣塞，短氣，茯苓杏仁甘草湯主之，橘枳生薑湯亦主之。

---

〔1〕百二十一　原脫，據目錄、閩本、蜀本補。
〔2〕半升　原作"半斤"，據石印本、《金匱要略·胸痹心痛短氣病脈證治》改。
〔3〕百二十二　原脫，據目錄、閩本、蜀本補。
〔4〕百二十三　原脫，據目錄、閩本、蜀本補。

胸痹，胸中氣塞，短氣，是土濕胃逆，濁氣痞塞，肺無降路，是以短氣。肺氣埋塞，則津液凝瘀，而化痰涎。茯苓杏仁甘草湯，杏仁利氣而破壅，苓、甘，補土而瀉濕也。橘枳生薑湯，橘皮破凝而開鬱，枳、薑，瀉滿而降濁也。

茯苓杏仁甘草湯百二十四〔1〕

茯苓三兩　杏仁五十枚　甘草一兩

右三味，以水一斗，煮取五升，溫服一升，日三服。不差，更服。

橘枳生薑湯百二十五〔2〕

橘皮一斤　枳實三兩　生薑半斤

右三味，以水五升，煮取二升，分溫再服。

胸痹七

胸痹緩急者，薏苡附子散主之。

胸痹緩急者，水土濕寒，濁陰上逆，肺氣鬱阻，胸膈閉塞。證有緩急不同，而總屬濕寒。薏苡附子散，薏苡瀉濕而降濁，附子驅寒而破壅也。

薏苡附子散百二十六〔3〕

薏苡十五兩　附子十枚，炮

右二味，杵爲散，服方寸匕，日三服。

胸痹心痛八

心中痞，諸逆，心懸痛，桂枝生薑枳實湯主之。

心中痞塞，諸氣上逆，心懸作痛，以膽胃不降，胸膈鬱滿，阻硋厥陰升路，衝擊作疼。桂枝生薑枳實湯，枳、薑〔4〕，降濁

---

〔1〕　百二十四　原脫，據目錄、閩本、蜀本補。
〔2〕　百二十五　原脫，據目錄、閩本、蜀本補。
〔3〕　百二十六　原脫，據目錄、閩本、蜀本補。
〔4〕　薑　原作“實”，據蜀本、集成本改。

而瀉痞，桂枝疏木而下衝也。

桂枝生薑枳實湯百二十七[1]

桂枝三兩　生薑三兩　枳實五兩

右三味，以水六升，煮取三升，分溫三服。

胸痹心痛九

心痛徹背，背痛徹心，烏頭赤石脂丸主之。

寒邪衝逆，淩逼心君，故心背徹痛。烏頭赤石脂丸，烏、附、椒、薑，驅寒邪而降逆，赤石脂護心君而止痛也。

烏頭赤石脂丸百二十八[2]

烏頭一分，炮　蜀椒一分（一法二分）　乾薑一兩（一法一分）
附子半兩（一法一分）　赤石脂一兩（一法二分）

右五味，末之，蜜丸，如梧子大，先食服一丸，日三服。不知，稍加服。

〔附方〕

九痛丸十一[3]　治九種心痛。兼治卒中惡，腹脹滿，口不能言。又治連年積冷，流注，心胸痛，並冷氣上衝，落馬墜車等皆主之。

附子三兩，炮　巴豆一兩，去皮，熬，研如脂[4]　生狼牙一兩
吳茱萸一兩　人參一兩　乾薑一兩

---

〔1〕　百二十七　原脫，據目錄、閩本、蜀本補。
〔2〕　百二十八　原脫，據目錄、閩本、蜀本補。
〔3〕　十一　原脫，據目錄補。
〔4〕　脂　原作“膏”，據蜀本、《金匱要略·胸痹心痛短氣病脈證治》改。

右六味，末之，煉蜜丸，如梧子大，酒下，強人初服三丸，日三服，弱者服二丸。

狼牙，瘡家傅洗之藥，用之心痛方中，甚屬無謂。去此一味，換橘皮一兩，減巴豆十分之七，可也。

〔內傷雜病〕[1]

腹滿寒疝宿食二十五章[2]

腹滿[3]、寒疝、宿食，病之相因者也。寒水風木之邪，合而賊土，土濕脾陷，迫於風木之侵，滯塞不運，是以脹滿，所謂腎氣實則脹者。《素問》語。雖寒水之侮土，其中未嘗無木邪也。風木上鬱而剋濕土，則爲脹滿，風木下鬱而落寒水，則爲疝瘕。寒疝者，風木之下鬱於寒水而凝結者也。土之所以化穀者，火也，寒盛火衰，水穀不化，是謂宿食。宿食既停，壅遏中氣，變虛而爲實，故宜攻下。攻下雖行，而其始實屬寒因。則此三證，悉以寒爲病本，總因於少陰之勝，趺陽之負也。

腹滿十七章[4]

腹滿一

趺陽脈微弦，法當腹滿，不滿者，必便難，兩胠疼痛，此虛寒從下上也，當以溫藥服之。

趺陽，胃脈，在足跗上，即衝陽也。微弦者，肝膽之氣也。脈見微弦，則木邪剋土，戊土賊於甲木，胃逆而濁氣不降，法當腹滿。若不腹滿者，則甲木不賊戊土，乙木必賊己土，脾陷而清氣不升，法當

〔1〕內傷雜病　原脫，據閩本、蜀本補。
〔2〕二十五章　原脫，據目錄補。
〔3〕滿　原作“疼”，據本節標題、閩本、蜀本改。
〔4〕腹滿十七章　原脫，據目錄補。

便難，以脾陷肝鬱，不能行其疏泄之令也。肝膽之脈，行於脇肋，若見兩胠疼痛，此虛寒之氣，從下而上也。當以溫藥服之，溫暖水土，以舒木氣也。蓋木生於水，木氣之鬱，必因水寒。水位在下，木位在左右脇肋之間，兩胠疼痛，是木氣之鬱，此必寒水之氣從下而上侵於木位也。

腹滿二

寸口脈弦者，即脇下拘急而痛，其人嗇嗇惡寒也。

趺陽以候陽明，寸口以候太陰，寸口脈弦者，肝木之剋脾土也。木邪鬱迫，經氣不舒，故脇下拘急而痛。木鬱陽陷，陰邪外束，其人當嗇嗇惡寒也。嗇嗇者，皮毛振疏，戰慄不寧之義也。此申明上章之義也。

腹滿三

腹滿時減，復如故，此爲寒，當與溫藥。

陽清而陰濁，清則通而濁則塞，中氣痞塞，是以滿也。腹滿時減，復如故者，陽有時而復，故減，陰有時而勝，故復如故。陰易勝而陽難復，是以減不逾時而旋即如故。此爲陰勝而內寒，非有陳宿之阻格，當與溫藥，以驅寒邪也。

腹滿四

夫中寒家，喜欠，其人清涕出，色和者，善嚏。

欠者，開口出氣。《靈樞·口問》：衛氣晝行於陽，夜行於陰，陰者主夜，夜者臥。陽者主上，陰者主下，故陰氣積於下。陽氣未盡，陽引而上，陰引而下，陰陽相引，故數欠。中寒之家，陰氣下盛，招引陽氣，引則陽陷，而陽性升浮，隨引即升，一陷一升，是以有欠，常引常升，故喜欠也。緣其陰盛陽衰，升氣少而降令多，不必日暮而陰常司權故也。清涕出者，肺氣之上熏。肺氣鬱阻，不得下達，則上熏鼻竅而生清涕。鼻孔窄狹，積氣不能暢泄，故衝激而爲嚏噴。以其中氣虛寒，樞軸不運，肺無下降之路，因而逆行上竅，肺氣熏衝，是以清水常流而嚏噴恒作。然欲涕而即出，猶是上焦陽氣之稍盛者，陽稍盛，則顏色和也。

腹滿五

中寒，其人下利，以裏虛也，欲嚏不能，此人肚中寒。

中寒，其人大便下利，以其裏陽之虛也。若欲嚏不能，此人肚中陽虛而寒盛也。《靈樞·口問》：陽氣和利，滿於心，出於鼻，則爲嚏。嚏者，肺氣逆行，蓄極而通，而泄路迫狹，故激而爲響。至於欲嚏不能，則氣虛寒盛，較上之善嚏者，又不如也。

腹滿六

病者痿黃，燥而不渴，胸中寒實而利不止者，死。

病者痿弱發黃，咽喉乾燥而實不覺渴，是濕旺而土鬱也。土氣困乏，則痿靡不振。木氣不達，則入土化黃。木主五色，入土爲黃。木鬱風動，則咽喉乾燥。水勝土濕，則不渴〔1〕。若胸中寒實而下利不止者，火澌金冷，土敗木賊，陽無復機，必主死也。

腹滿七

夫瘦人繞臍痛，必有風冷，穀氣不行，而反下之，其氣必衝，不衝者，心下則痞。

瘦人陽氣衰乏，繞臍痛楚，腹中必有風〔2〕冷之邪壅遏，穀氣不得運行。寒水風木，合而賊土，衝突擊撞，是以痛也。而反下之，敗其微陽，陰邪無制，其氣必衝。若不衝於膈上，必填於心下，心下痞鞕之證，於是作也。

腹滿八

其脈數而緊，乃弦，狀如弓弦，按之不移。脈數弦者，當下其寒。脈緊大而遲者，必心下堅。脈大而緊者，陽中有陰，可下之。

其脈數而兼緊，此乃弦脈，其狀如弓弦鞕直，按之不能移動，是中氣虛寒，木邪剋土之診。脈數弦者，寒氣凝結，當以溫藥下其積寒。脈緊大而遲者，濁陰上逆，必心下痞堅。以大爲陽明之脈，胃氣上逆，壅硊膽經降路，甲木逼迫，胃口結滯，故心

---

〔1〕 不渴　其上原衍“藏府”二字，據蜀本刪。

〔2〕 風　原作“寒”，據閩本、蜀本、本節經文改。

下堅鞕。緊大而遲，則心下之堅，全是陰邪結聚。緣陽位一虛，則陰邪乘虛而上湊，非衝塞於胸膈，則痞結於心下也。凡脈大而緊者，是爲陽中有陰，可以溫藥下之。《傷寒·脈法》：緊則爲寒。內外之寒，皆令脈緊，外緊而內大者，陰盛而外束也。陽爲陰束，鼓宕不能外發，故內大而外緊。內緊而外大者，陰盛而內格也。陽爲陰格，浮動不能內交，故外大而內緊。積陰內凝，非下不去，是以可下。下宜溫藥，大黃附子湯，是其法也。

腹滿九

病者腹滿，按之不痛爲虛，痛者爲實，可下之。舌黃未下者，下之黃自去。

病者腹中脹滿，按之不痛爲虛，虛滿而未至滯塞也，痛者爲實，實滿而已至壅阻也。陳宿凝瘀，是可下之。舌黃者，濕氣乘心，故舌起黃胎。以心竅於舌，土性濕而色黃也。痛滿因於氣滯，氣滯必緣土濕，舌胎黃色，濕之外候，其未下者，下之濕氣內瀉，則黃色外退矣。

腹滿十

腹中寒氣，雷鳴切痛，胸脅逆滿，嘔吐，附子粳米湯主之。

腹中寒氣，雷鳴切痛者，水寒木鬱，肝氣梗澀。而怫怒衝突，必欲强行，氣轉腸鳴，聲如雷引，排觸擊撞，是以痛切，胸脅逆滿。嘔吐者，膽胃上逆，經絡壅塞，濁氣熏衝，則生嘔吐。附子粳米湯主之[1]，粳米、甘、棗，補土而緩中，半夏、附子，降逆而驅寒也。

附子粳米湯百二十九[2]

附子一枚，炮　半夏半升　甘草一兩　大棗十枚　粳米半升

右五味，以水八升，煮米熟湯成[3]，去滓，溫服一升，日三服。

---

〔1〕主之　閩本、蜀本無此二字。

〔2〕百二十九　原脫，據目錄、閩本、蜀本補。

〔3〕成　原脫，據閩本、蜀本補。

腹滿十一

心胸中大寒痛，嘔不能飲食，腹中寒，上衝皮起，出見有頭足，上下痛而不可觸近，大建中湯主之。

心胸大寒痛，嘔不能飲食者，土火俱敗，寒水上淩，胃氣奔逆，不能下降也。腹中寒氣，上衝皮起，頭足出現，上下走痛而不可觸近者，寒水與風木合邪，肆行無畏，排擊衝突，勢不可當也。大建中湯，膠飴、人參，培土而建中，乾薑、蜀椒，補火而溫寒也。

大建中湯百三十〔1〕

乾薑四兩　蜀椒二合，炒去汗　人參一兩

右三味，以水四升，煮取二升，去滓，內膠飴一升，微火煎取一升半，分溫再服。如一炊頃，可飲粥二升，後更服，當一日食糜粥，溫覆之。

腹滿十二

寒氣厥逆，赤丸主之。

寒氣厥逆，寒氣在內，手足厥冷也。四肢秉氣於脾胃，寒水侮土，四肢失秉，是以厥逆。寒水上淩，心火漸敗，是宜瀉寒水而護心君〔2〕。赤丸，茯苓、烏頭，瀉水而驅寒濕，半夏、細辛，降濁而下衝氣，真珠，保護心君而止瘀〔3〕痛也。

赤丸百三十一〔4〕

茯苓四兩　烏頭二兩　半夏四兩　細辛一兩

右四味，未之，內真珠爲色，煉蜜丸，如麻子大，先食酒下三丸，日再夜一服。不知，稍增之，以知爲度。真珠即硃砂，非寶

---

〔1〕　百三十　原脫，據目錄、閩本、蜀本補。
〔2〕　君　原作“火”，據蜀本、集成本及下文“保護心君”改。
〔3〕　瘀　閩本、蜀本、集成本、石印本均作“疼”。
〔4〕　百三十一　原脫，據目錄、閩本、蜀本補。

珠也〔1〕。

腹滿十三

脇下偏痛，發熱，其脈緊弦，此寒也，以溫藥下之，宜大黃附子湯。

脇下偏痛，發熱，其脈緊弦，此脾土寒濕，肝木鬱遏，以溫藥下其濕寒則愈矣。宜大黃附子湯，辛、附，降逆而驅寒，大黃下積而破結也。

大黃附子湯百三十二〔2〕

大黃三兩　附子三枚，炮　細辛二兩

右三味，以水五升，煮取二升，分溫三服。若強人，煮取二升半，分溫三服。服後如人行四五里，進一服。

腹滿十四

腹滿痛，發熱十日，脈浮而數，飲食如故，厚朴七物湯主之。

腹滿痛，發熱十日，脈浮而數者，外感風邪，經腑皆鬱。經氣不泄，故發熱脈浮。府氣不通，故腹滿而痛。而飲食如故，則內證非寒。厚朴七物湯，薑、桂、甘、棗，解表而和中，枳、朴、大黃，瀉滿而攻裏也。以小承氣而合薑、桂、甘、棗，重用生薑，亦溫下法也。

厚朴七物湯百三十三〔3〕

厚朴半斤　枳實五枚　大黃三兩　桂枝二兩　甘草三兩　大棗十枚　生薑五兩

右七味，以水一斗，煮取四升，溫服八合，日三服。嘔者，加半夏五合。下利，去大黃。寒多者，加生薑至半斤。

---

〔1〕　非寶珠也　原脫，據閩本、蜀本補。
〔2〕　百三十二　原脫，據目錄、閩本、蜀本補。
〔3〕　百三十三　原脫，據目錄、閩本、蜀本補。

腹滿十五

痛而閉者，厚朴三物湯主之。

痛而內閉不通，必鬱而生熱，直用寒瀉，不須溫下。厚朴三物湯，枳、朴，瀉其滿，大黃通其閉也。

厚朴三物湯百三十四[1]　此即小承氣，而分兩不同。

厚朴八兩　枳實五枚　大黃四兩

右三味，以水一斗二升，先煮二物，取五升，內大黃，煮取三升，溫服一升[2]。以利爲度。

腹滿十六

腹滿不減，減不足言，當須下之，宜大承氣湯。方在痙病。

腹滿時減，已復如故，此爲寒也。今腹滿不減，雖少減，而究不足言減，此非虛寒，是實邪也。內實，故常滿而不減，當須下之，宜大承氣湯也。

腹滿十七

按之心下滿痛者，此爲實也，當下之，宜大柴胡湯。

心下滿痛者，少陽之經鬱迫陽明之府也。少陽之經，由胃口而行兩脇，膽胃上逆，經府壅塞，故心下滿痛。此爲實也，法當下之，宜大柴胡湯，柴、芩、芍藥，清解少陽之經，枳實、大黃，寒瀉陽明之府，半夏、薑、棗，降逆而補中也。

大柴胡湯百三十五[3]

柴胡半斤　黃芩三兩　芍藥三兩　半夏半升，洗　生薑五兩　大棗十二枚　枳實四枚，炙　大黃二兩

右八味，以水一斗二升，煮取六升，去滓，再煎取三升[4]，溫服一升，日三服。

---

[1]　百三十四　原脫，據目錄、閩本、蜀本補。
[2]　溫服一升　原脫，據閩本、蜀本、《金匱要略·腹滿寒疝宿食病脈證治》補。
[3]　百三十五　原脫，據目錄、閩本、蜀本補。
[4]　取三升　原脫，據閩本、蜀本及文義補。

寒疝三章〔1〕

寒疝一

腹痛〔2〕，脈弦而緊，弦則衛氣不行，即惡寒，緊則不欲食，邪正相搏，即爲寒疝，寒疝繞臍痛，若發則白津出，手足厥冷，其脈沉緊者，大烏頭煎主之。

腹痛，脈弦而緊者，肝脈弦，腎脈緊，寒水風木之邪，合而剋土，是以腹痛。弦則木鬱陽陷，陰乘陽位，外束衛氣，故衛氣不行。陽鬱不達，是以惡寒。緊則寒水侮土，胃氣上逆，故不欲食。清陽下陷，上與陰邪相爭，不能透圍而出，木氣鬱淪，永墜寒水之中，即爲寒疝。疝瘕同類，皆腎肝陰邪所凝結也。寒疝之病，水木合邪，以侵土位，常苦繞臍疼痛。若發則木氣疏泄，腎精不藏，溲出白液。手足厥冷，其脈沉緊者，水寒而木鬱也。宜大烏頭煎，蜂蜜緩急迫而潤風木，烏頭瀉濕淫而溫寒水也。白津出，《素問·玉機真藏論》：脾傳之腎，名曰疝瘕，少腹冤熱而痛，出白。白津，即白淫之類也。

大烏頭煎百三十六〔3〕

烏頭大者五枚，熬，去皮，不㕮咀

右以水三升，煮取一升，去滓，內蜜二升，煎令水氣盡，取二升，強人服七合，弱人服五合。不差，明日更服，不可一日再服。

寒疝二

寒疝，腹中痛，逆冷，手足不仁，若身疼痛，灸刺諸藥不能治，抵當烏頭桂枝湯主之。

寒疝，腹中痛，手足逆冷不仁者，腎肝之邪，合而賊土，土敗而四肢失養也。或身上疼痛，灸刺諸藥不能治，是藏病而經亦鬱。病根在裏，故但以灸刺諸藥治其表，不能愈也，抵當烏頭桂

---

〔1〕 寒疝三章 原脫，據目錄補。

〔2〕 痛 原作“滿”，據閩本、蜀本、《金匱要略·腹滿寒疝宿食病脈證治》改。

〔3〕 百三十六 原脫，據目錄、閩本、蜀本補。

枝湯，烏頭驅寒而逐濕，桂枝疏木而通經也。

烏頭桂枝湯百三十七[1]

烏頭三枚[2]　桂枝三兩，去皮　芍藥三兩　甘草二兩　大棗十二枚　生薑三兩

右桂枝五味，以水七升，微火煮取三升，去滓。烏頭一味，以水二升，煎減半，去滓。以桂枝湯五合合煎，令得一升後，初服二合，不知，即服三合，又不知，復加至五合。其知者，如醉狀。得吐者，爲中病。

寒疝三

寒疝，腹中痛，及脇痛裏急者，當歸生薑羊肉湯主之。

寒疝，腹中痛，及脇痛裏急者，風木寒鬱，而剋濕土也。當歸生薑羊肉湯，當歸滋木而息風，生薑、羊肉，行鬱而溫寒也。

當歸生薑羊肉湯百三十八[3]

當歸三兩　生薑五兩　羊肉一斤

右三味，以水八升，煮取三升，溫服七合，日三服。若寒多者，加生薑成[4]一斤。痛多而嘔者，加橘皮二兩、白术一兩。加生薑者，亦加水五升，煮取三升二合[5]服之。

宿食五章[6]

宿食一

問曰：人病有宿食，何以別之？師曰：寸口脈浮而大，按之反濇，尺中亦微而濇，故知有宿食，大承氣湯主之。方在痙病。

---

〔1〕　百三十七　原脱，據目錄、閩本、蜀本補。
〔2〕　三枚　原脱，據閩本、蜀本補。
〔3〕　百三十八　原脱，據目錄、閩本、蜀本補。
〔4〕　成　原脱，據蜀本、集成本、石印本補。
〔5〕　合　原作"升"，據閩本、蜀本、《金匱要略·腹滿寒疝宿食病脈證治》改。
〔6〕　宿食五章　原脱，據目錄補。

宿食在胃，鬱格表陽，故寸口脈浮大。阻礙裏氣，故按之梗濇。尺中亦微而濇者，尺中主裏也。此段見《傷寒・可下》[1]中。

宿食二

脈緊如轉索無常者，有宿食也。脈緊，頭痛風寒，腹中有宿食不化也。

脈緊如轉索無常者，錘輪索轉而不定，愈轉則愈緊也。以水寒土濕，則食停不化，宿食在中，土氣鬱滿，乙木抑遏，陷於寒水，不能上達，是以脈緊。甚而木鬱陽陷，陰邪外乘，頭痛風寒，形似外感，實乃腹中有宿食不化也。

宿食三

脈數而滑者，實也，此有宿食，下之愈，宜大承氣湯。

脈數而滑者，宿食在中，陽氣鬱格，則脈滑數。

宿食四

下利不欲食者，此有宿食也，當下之，宜大承氣湯。

此段見《傷寒・可下》[2]中。宿食傷其胃氣，陳腐不化，故惡聞食臭。

宿食五

宿食在上脘，當吐之，宜瓜蒂散。

此段見《傷寒・可吐》[3]中。宿食未消，而在上脘，阻礙糧道，法當吐之，宜瓜蒂散。

瓜蒂散百三十九[4]　方見《傷寒・太陽》

瓜蒂一分，熬　赤小豆一分，煮

右二味，杵爲散，取一錢匕，以香豉一合，用熱湯七合，煮作稀糜，去滓，取汁和散，溫頓服之。不吐者，少加之，以快吐

---

〔1〕《傷寒・可下》　指《傷寒懸解・汗下宜忌・可下》。
〔2〕《傷寒・可下》　指《傷寒懸解・汗下宜忌・可下》。
〔3〕《傷寒・可吐》　指《傷寒懸解・汗下宜忌・可吐》。
〔4〕百三十九　原脫，據目錄、閩本、蜀本補。

爲度而止。

〔附方〕

《外臺》柴胡桂枝湯十二[1] 治心腹卒痛者。

柴胡四兩　黃芩兩半　半夏二合半　生薑兩半　人參兩半　甘草一兩　大棗六枚　桂枝兩半　芍藥兩半

右九味，以水六升，煮取三升，溫服一升，日三服。

---

〔1〕 十二　原脱，據目錄補。

〔内傷雜病〕[1]

趺蹶手指臂腫轉筋狐疝蚘蟲七章[2]

趺蹶、手指臂腫、轉筋、狐疝、蚘蟲，皆寒濕之病也。趺蹶之病，寒濕在足太陽之經。手指臂腫，寒濕在手太陰之藏。轉筋之病，寒濕在足厥陰之經。狐疝之病，寒濕在足少陰之經。蚘蟲之病，寒濕在足厥陰之藏。凡此五者，經藏非同，而病氣則同也。假使土燥而水暖，則五者不生矣。

趺蹶一章[3]

趺蹶一

師曰：病趺蹶，其人但能前，不能却，刺腨入二寸，此太陽經傷也。

病趺蹶，其人但能前，不能却者，足趺鞕直，能前步而不能後移也。緣筋脈寒濕，縮急不柔，是以不能後却。陽明行身之前，筋脈鬆和，則能前步，太陽行身之後，筋脈柔濡，則能後移，今能前而不能却，是病不在前而在後，太陽經傷也。太陽之經，入腘中，貫腨內，出外踝，至小指之外側，刺腨入二寸，瀉太陽之寒濕，筋柔則能却矣。腨，足肚也。

---

〔1〕 內傷雜病　原脱，據閩本、蜀本補。
〔2〕 七章　原脱，據目錄補。
〔3〕 趺蹶一章　原脱，據目錄。

刺腨者，合陽、承筋[1]之閒也。此藏府經絡篇所謂濕傷於下，寒令脈急者也。

手指臂腫一章[2]

手指臂腫二

病人常以手指臂腫動，此人身體瞤瞤者，藜蘆甘草湯主之。

手、指、臂者[3]，手三陽、三陰經之所循。手之三陰，自胸走手，手之三陽，自手走頭，經氣通暢，則不腫，經絡壅阻，不能流行，則氣血蓄積，結而爲腫。氣壅而莫泄，故鼓鬱而爲動也。動則瞤瞤振搖而不寧。此以胸有瘀濁，阻格經脈，氣道不通，故至於此。藜蘆甘草湯，藜蘆吐其瘀濁，甘草和其中氣也。

藜蘆甘草湯[4]百四十

藜蘆　甘草[5]

原方闕載。

轉筋一章[6]

轉筋三

轉筋之爲病，其人臂脚直，脈上下行，微弦。轉筋入腹者，雞屎白散主之。

轉筋之爲病，其人臂脚鞭直，不能屈伸，其脈上下直行，微帶弦象，此厥陰肝經之病也。肝主筋，筋脈得濕，則攣縮而翻轉也。轉筋入腹，則病勢劇矣。雞屎白散，瀉其濕邪，筋和而舒矣。

---

[1]　合陽、承筋　原作“承陽、合筋”，據蜀本改。
[2]　手指臂腫一章　原脫，據目録補。
[3]　者　閩本、蜀本、集成本作“三者，乃”。
[4]　湯　原脫，據閩本、蜀本、集成本、石印本補。
[5]　藜蘆　甘草　蜀本作“藜蘆二兩　甘草一兩，炙”。
[6]　轉筋一章　原脫，據目録補。

雞屎白散百四十一

雞屎白
右爲散，取方寸匕，取水八合，和，溫服。

狐疝一章〔1〕

狐疝四

陰狐疝氣者，偏有小大，時時上下，蜘蛛散主之。

陰狐疝氣者，疝結陰囊，出沒不測，狀似妖狐也。左右二丸，偏有大小，時時上下，出入無常。此少陰、厥陰兩經之病，由水寒木陷，肝氣下鬱而發。蜘蛛散，蜘蛛破瘀而消腫，桂枝疏木而升陷也。

蜘蛛散百四十二

蜘蛛十四枚，熬焦　桂枝半兩
右二味，爲散，取八分一匕，飲和，日再服。蜜丸亦可。

蚘蟲三章〔2〕

蚘蟲五

問曰：病腹痛〔3〕，有蟲，其脈何以別之？師曰：腹中痛，其脈當沉若弦，反洪大，故有蚘蟲。

腹中痛者，腎肝之邪，水寒而木鬱也。腎脈沉，肝脈弦，是其脈當沉若弦。乃反洪大，是木鬱而生上熱也。木鬱熱閉則蟲生，故有蚘蟲也。

蚘蟲六

蚘蟲之爲病，令人吐涎心痛，發作有時，毒藥不止，甘草粉蜜湯主之。

---

〔1〕　狐疝一章　原脫，據目錄補。
〔2〕　蚘蟲三章　原脫，據目錄補。
〔3〕　痛　原作“當”，據閩開、蜀本、本節黃解改。

蚘蟲之爲病，令人吐涎沫而心痛，以肝心子母之藏，氣通於心，其經夾胃口而貫膈，正由心旁，蚘者木氣所化，木鬱而上衝，故心痛也。心病則火炎而刑金，津液不布，故涎沫上湧。蚘有動止，故發作有時。毒藥不止者，但知殺蟲，而木鬱不達也。甘草粉蜜湯，甘草補土，白粉殺蟲，蜂蜜潤燥而清風，滑腸而下積也。

甘草粉蜜湯百四十三

甘草二兩　粉一兩　蜜四兩

右三味，以水三升，先煮甘草，取二升，去滓，内粉、蜜，攪令和，煎如薄粥，温服一升。差即止。

蚘蟲七

蚘厥者，當吐蚘，令病者静，而復時煩，此爲藏寒，蚘上入其膈，故煩，須臾復止，得食而嘔，又煩者，蚘聞食臭[1]出，其人當自吐蚘。蚘厥者，烏梅丸主之。

此段見《傷寒・厥陰篇》。蚘厥者，有蚘蟲，而四肢厥冷，其證當見吐蚘。蚘蟲在内，令病者有時静，而復有時煩，此因藏寒，不能安蚘。蚘蟲避寒就温，上入其膈，故煩。蚘蟲得温而安，須臾復止。及其得食，藏寒不能消化，隨即嘔出。嘔時氣衝蚘蟲，蚘蟲擾亂，是以又煩。蚘聞食氣之[2]上，隨嘔而出，故其人當自吐蚘。烏梅丸，烏梅、薑、辛，殺蚘止嘔而降衝，人參、桂、歸，補中疏木而潤燥，椒、附，暖水而温下寒，連、檗，瀉火而清上熱也。蓋厥陰之病，水寒不能生木，木鬱而熱發，故上有燥熱而下有濕寒。烏梅丸上清燥熱而下温濕寒，蚘厥之神方也。

---

[1] 臭　原脱，據閩本、蜀本、《金匱要略・跗蹶手指臂腫轉筋陰狐疝蚘蟲病脈證治》改。

[2] 之　《玉篇》：“之，往也。”

烏梅丸百四十四　方見《傷寒》[1]。

烏梅三百枚　細辛六兩　乾薑十兩　人參六兩　桂枝六兩　當歸四兩　蜀椒四兩，去目　附子六兩，炮　黃連一斤　黃檗六兩

右十味，異搗篩，合治之，以苦酒浸烏梅一宿，去核，蒸之五升米下，飯熟，搗成泥，和藥令相得，内臼中，與蜜杵二千下，丸如梧子大，先食飲服十丸，日三服，稍加至二十丸。禁生冷滑臭等物。

---

〔1〕　方見《傷寒》　原脱，據目録補。

〔外科〕

瘡癰腸癰浸淫 七章[1]

瘡癰者，營衛壅阻之病也。營氣得寒，血脈凝濇，壅阻衛氣，蓄積結鞭，衛鬱熱盛，肉腐爲膿。膿不瀉則爛筋，筋爛則傷骨，骨傷則髓消。筋骨肌肉不相榮，經脈敗漏，熏於五藏，藏傷則人死矣。淺者爲癰，深者爲疽。癰者，營衛之壅塞於外者也，疽者，氣血之阻滯於內者也。疽之外候，皮夭而堅，癰之外候，皮薄以澤，陰陽之分也。

仲景於瘡癰之門，獨列腫癰、腸癰二種。腫癰即癰之淺者，腸癰即疽之深者，證不多舉，而義已概矣。《靈樞》癰疽之篇，條緒繁多，不過此兩者之傳變而已，無煩詳引也。

瘡癰一

諸脈浮數，應當發熱，而反洒淅惡寒，若有痛處，當發瘡癰。

此段見《傷寒•脈法》[2]。諸脈浮數，應當發熱，而反洒淅惡寒，此熱鬱於內，不得外發，陽遏不達，故見惡寒。若有疼痛之處，則內熱鬱蒸，肉腐膿化，當發瘡癰也。

瘡癰二

師曰：諸癰腫，欲知有膿無膿，以手按腫上，

---

〔1〕 七章　原脫，據目錄補。
〔2〕 《傷寒•脈法》　指《傷寒論•辨脈篇》。

熱者爲有膿，不熱者爲無膿。

內熱盛，則蒸腐血肉而爲膿。以手掩腫上，熱者，是內熱已盛，膿化結消，而陽氣外達也，故知有膿。不熱者，血肉腫結，陽鬱未達，故知無膿。

瘡癰三

問曰：寸口脈浮微而濇，法當亡血，若汗出，設不汗出者，云何？曰：若身有瘡，被刀斧所傷，亡血故也。

寸口脈浮微而濇，氣虛則浮微，血虛則濇。法當亡血，若汗出，以汗者，氣血鬱蒸而外泄，汗去則血消，血消則氣亡。寸口脈浮微而濇[1]，氣血俱虛如此，是非亡血即汗出也。設不汗出，必當亡血。若夫身有瘡癰，或被刀斧所傷，營血外亡，故脈如此。

腫癰四

腫癰者，少腹腫痞，按之即痛如淋，小便自調，時時發熱，自汗出，復惡寒，其脈遲緊者，膿未成，可下之，當有血，脈洪數者，膿已成，不可下也，大黃牡丹皮湯主之。

腫癰者，少腹腫痞，癰之外在肌肉者也。肌肉壅腫，內阻腸胃之氣，結而不行，故痞鞕不輭。按之裏氣愈阻，膀胱經脈壅塞，木氣鬱迫，故其痛如淋。病不及府，水道無阻，故小便自調。陽氣鬱蒸，皮毛不闔，故發熱汗出。而陽鬱不能透泄，故仍復惡寒。其脈遲緊，則血肉凝塞，隧路不通。膿尚未成，可以下之，當有血也。脈洪數者，熱盛膿成，不可下也。大黃牡丹皮湯，丹皮、桃仁、瓜子，排決其膿血，芒硝、大黃，洗蕩其鬱蒸也。

大黃牡丹皮湯百四十五

大黃四兩　芒硝三合　瓜子半升　牡丹皮一兩　桃仁五十枚

右五味，以水六升，煮取一升，去滓，內芒硝，再煎沸，頓

---

[1] 浮微而濇　原脫，據本節經文補。

服之。有膿，當下，如無膿，當下血。

腸癰五

腸癰之爲病，其身甲錯，腹皮急[1]，按之濡，如腫狀，腹無積聚，身無熱，脈數，此爲腸內有癰，薏苡附子敗醬散主之。

腸癰者，癰之內及六府者也。血氣凝濇，外[2]不華膚，故其身甲錯。腸胃痞脹，故腹皮緊急。癰腫在內，故按之濡塌。形如腫狀，其實肌膚未嘗腫鞕也。病因腸閉癰腫，腹內原無積聚。瘀熱在裏，故身上無熱，而脈卻甚數。此爲腸內有癰也。《靈樞·癰疽》：寒邪客於經脈之中則血濇，血濇則不通，不通則衛氣歸之，不得復反，故癰腫。寒氣化爲熱，熱勝則腐肉，肉腐則爲膿。是癰成爲熱，而其先則寒也。寒非得濕則不凝，薏苡附子敗醬散，薏苡去濕而消滯，敗醬破血而宣癰，附子溫寒而散結也。

薏苡附子敗醬散百四十六

薏苡十分　附子二分　敗醬五分

右三味，杵爲末，取方寸匕，以水二升，煎減半，頓服。小便當下。

排膿湯百四十七

甘草二兩　桔梗三兩　生薑二兩　大棗十枚

右[3]四味，以水三升，煮取一升，溫服五合，日再服。

排膿散百四十八

枳實十六枚　芍藥六分　桔梗二分

---

[1] 腹皮急　原作"腹急痛"，據閩本、蜀本、《金匱要略·瘡癰腸癰浸淫病脈證并治》改。

[2] 外　原作"非"，據閩本、蜀本改。

[3] 右　原脫，據閩本、蜀本補。

右三味，杵爲散，取雞子黃一枚，以藥散與雞子[1]黃相等，揉和令相得，飲和服之，日一服。

金瘡六

病金瘡，王不留行散主之。

金瘡失血，溫氣外亡，乙木寒濕，必生風燥。王不留行散，甘草補中，厚朴行滯，椒、薑，暖血而扶陽，芩、芍，清肝而息風，蒴藋細葉行瘀而化凝，桑根、王不留行，通經而止血也。

王不留行散百四十九

王不留行十分，八月八日採，燒　甘草十分　厚朴二分　黃芩二分　芍藥二分　蒴藋細葉十分，七月七日採，燒　桑東南根白皮十分，三月三日採，燒　乾薑二分　川椒三分，除目、閉口，去汗

右九味，桑皮、蒴藋、王不留行三味燒灰存性，勿令灰過，各別搗篩，合治之爲散，服方寸匕。小瘡則粉之，大瘡但服之，產後亦可服。如風寒，桑東南根勿取之。燒灰三物，皆陰乾百日。

浸淫瘡七

浸淫瘡，從口流向四肢者，可治，從四肢流來入口者，不可治。浸淫瘡，黃連粉主之。

《素問·玉機真藏論》：夏脈太過，則令人身熱而膚痛，爲浸淫。氣交變論：歲火太過，身熱骨痛，而爲浸淫。《靈樞·癰疽》：發於足上下，名曰四淫。四淫者，瘡之淫溢於四肢，即浸淫瘡之謂也。熱毒浸淫，從口流向四肢者，毒散於外，故可治，從四肢流來入口者，毒結於內，故不可治。黃連粉，瀉熱而清火也。

----

〔1〕 子　原脱，據閩本、蜀本補。

黄連粉百五十

黄連

原方闕載，大概以黄連一味作粉，粉瘡上，以瀉毒熱也。

〔婦人〕

姙娠 十一章[1]

胎元化生，非有他也，氣以煦之，血以濡之而已。氣惡其滯，滯緣於濕，血恐其鬱，鬱因於風。姙娠養胎之要，燥土而行滯，潤木而達鬱，無餘蘊矣。血統於乙木，氣統於辛金，而肺病則濕，肝病則燥。以足厥陰主令於風木，手太陰化氣於濕土，故行氣以燥土爲先，行血以潤木爲首。

仲景於姙娠之門，溫、涼、燥、潤，四法俱備，大要在建中而培土。中氣健旺，而後用涼潤於東南，以治木火，則血調矣，用溫燥於西北，以治金水，則氣調矣。氣血均調而胎元化育，姙娠何得有餘病也。

姙娠一 姙娠一

師曰：婦人得平脈，陰脈小弱，其人渴，不能食，無寒熱，名姙娠，桂枝湯主之。方見下利。於法六十日當有此證，設有醫治逆者，却一月，加吐下，則絶之。

婦人得平和之脈，而尺脈小弱，其人渴，不能食，外無寒熱表證，此名姙娠。《難經》：命門者，諸神精之所舍，原氣之所繫也，男子以藏精，女子以繫胞。蓋子宫者，少陰腎之位也，故脈見於尺。

---

〔1〕　十一章　原脱，據目録補。

金匱懸解卷二十　東萊都昌黃元御解

胎之初結，氣血凝塞，不復流溢，故脈形小弱。胎姙方成，中氣壅滿，胃逆不降，故惡心嘔吐，不能甘食。胃逆則金火皆升，是以發渴。桂枝湯，甘草、大棗，補其脾精，桂枝、芍藥，調其肝血，生薑降逆止嘔，姙娠初治之良法也。

　　於姙娠之法，六十日閒，當有此證。設有醫治之逆者，却一月之内而見此證，加以吐下之條者，日期淺近而吐下大作，此中氣之敗，不關胎故，則調燮中氣，絶其[1]病本也。

姙娠二癥痼二

　　婦人宿有癥病，經斷未及三月，而得漏下不止，胎動在臍上者，此爲癥痼害，姙娠六月動者，前三月經水利時，胎也，下血者，後斷三月，衃也，所以血不止者，其癥不去故也，當下其癥，桂枝茯苓丸主之。

　　婦人宿有癥痼之病，經斷未及三月之久，而得漏下不止，胎動在臍上者，此爲癥痼之害。蓋癥痼不在子宫，所以受胎將及三月，胎氣漸大，與癥痼相破，此後經血被癥痼阻格，不得滋養胞宫，是以漏下不止。姙娠六月胎動者，前三月經水利時，之[2]胎也。經漏下血者，後斷經三月，之衃也。後斷經三月，前經利三月，合爲六月。其初漏下之血塊，乃後斷三月化胎之餘血凝而成衃者也，所以此後之血不止者，無胎時竅隧空虛而莫阻，胎成血阻，而病漏下。此以其癥不去也，當下其癥。癥因土濕木鬱而結，桂枝茯苓丸，桂枝、芍藥，疏木而清風，丹皮、桃仁，破瘀而行血，茯苓瀉水而滲濕，以漸而消磨之，此姙娠除癥之法也。

桂枝茯苓丸百五十一

　　桂枝　芍藥　桃仁去皮尖，熬　牡丹皮　茯苓等分

　　右五味，末之，煉蜜丸，如兔屎大，每日食前服一丸。不知，加至三丸。

---

〔1〕　其　原作“無”，據閩本、蜀本改。
〔2〕　之　此處作“是”解。《玉篇》：“之，是也。”《詩·周南·桃夭》：“之子于歸。”《注》：“之子，是子也。”

姙娠三 胎脹三

婦人懷姙六七月，脈弦發熱，其胎愈脹，腹痛惡寒者，少腹如扇，所以然者，子藏開故也，當以附子湯溫其藏。

木鬱則脈弦。木鬱陽陷，故發熱而惡寒。木鬱剋土，故胎脹而腹痛。木鬱風生，故少腹涼氣如扇。所以然者，土濕水寒，肝木不榮，陷而生風，疏泄失藏，致令子藏開張故也。當以附子湯，溫其腎藏，苓、附，瀉水而驅寒，參、术，補土而益氣，芍藥斂木而息風，水溫土燥，木榮風息，則寒熱止而痛脹消矣。

附子湯百五十二　方見《傷寒·少陰》。《金匱》失載，此取《傷寒》方補。

附子二枚，去皮　茯苓三兩　人參二兩　白术四兩　芍藥三兩

右五味，以水八升，煮取三升，去滓，溫服一升，日三服。

姙娠四 胞阻四

師曰：婦人有漏下者，有半產後因續下血都不絕者，有姙娠下血者。假令姙娠腹中痛，爲胞阻，膠艾湯主之。

非經期而下血，如器漏〔1〕水滴，謂之漏下。土弱木鬱，不能養胎，則胎落而半產。半產後，肝脾遏陷，陽敗而不能溫升，因續下血不止。肝脾陽衰，胎成氣滯，木鬱血陷，故姙娠下血，如宿癥漏下之類。假令姙娠，腹中疼痛而下血，此爲胞氣阻礙，經血不得上行而下也。胞阻之病，因木鬱風動，經脈寒濇而成。膠艾湯，芎、地、歸、芍，養血而行瘀濇，阿膠、艾葉，潤燥而溫寒凝，甘草補土而暖肝氣，木達則阻通矣。

膠艾湯百五十三

阿膠二兩　艾葉三兩　甘草二兩　芎藭二兩　乾地黃六兩　當歸三兩　芍藥四兩

右七味，以水五升，清酒三升，合煮取三升，去滓，內膠，令消盡，溫服一升，日三服。

---

〔1〕 器漏　原作"氣清"，據閩本、蜀本改。

姙娠五腹痛五

婦人懷姙，腹中疞痛，當歸芍藥散主之[1]。

胎成氣滯，濕土賊於風木，則腹中疞痛。當歸芍藥散，芎、歸、芍藥，潤肝而行瘀，苓、澤、白术，瀉濕而燥土也。

當歸芍藥散百五十四

當歸三兩　芍藥一斤　芎藭三兩　茯苓四兩　澤瀉四兩　白术四兩

右六味，杵爲散，取方寸匕，酒和，日三服。

姙娠六嘔吐六

姙娠嘔吐不止，乾薑人參半夏丸主之。

中焦鬱滿，胃氣上逆，則嘔吐不止。乾薑人參半夏丸，乾薑、人參，溫中而益氣，半夏、薑汁，降逆而止嘔也。

乾薑人參半夏丸百五十五

乾薑一兩　人參一兩　半夏二兩

右三味，末之，以生薑汁糊爲丸，如梧子大，飲服十丸，日三服。按：此方以生薑汁、煉蜜爲丸，治反胃嘔吐甚良。加茯苓，愈妙。

姙娠七小便七

姙娠小便難，飲食如故，當歸貝母苦參丸主之。

水生於肺金而瀉於肝木，姙娠中氣鬱滿，升降失職，金逆而生上熱，木陷而生下熱，源流堙塞，故小便艱難。當歸貝母苦參丸，當歸滋木而息風，貝母瀉熱而清金，苦參瀉濕而利水也。

當歸貝母苦參丸百五十六

當歸四兩　貝母四兩　苦參四兩

右三味，末之，煉蜜丸，如小豆大，飲服三丸，加至十丸。

姙娠八水氣八

姙娠有水氣，身重，小便不利，洒淅惡寒，起即頭眩，葵子

---

[1]　主之　其下蜀本有"疞，《説文》作㾗，音絞，腹中急也"小字注文。

茯苓散主之。

姙娠，內有水氣，身體沉重。土濕木鬱，疏泄不行，故小便
不利。木鬱陽陷，陰氣外束，故洒淅惡寒。水邪阻格，陽氣升
浮，故起即頭眩。葵子茯苓散，葵子、茯苓，滑竅而瀉水也。

葵子茯苓散百五十七

葵子一斤　茯苓三兩

右二味，杵爲散，飲服方寸匕，日三服。小便利，則愈。

姙娠九

婦人姙娠，宜常服當歸散主之。

胎之結也，賴木氣以生之，藉土氣以養之，姙娠所以多病
者，土濕而木燥也。燥則鬱熱而剋土，故姙娠所以宜常服者，培
養土木之劑也。當歸散，白朮燥土，歸、芍，潤木，芎藭、黃
芩，清熱而行瘀，土旺木榮，姙娠無餘事矣。

當歸散百五十八

當歸一斤　芍藥一斤　芎藭一斤　黃芩一斤　白朮半斤

右五味，杵爲散，酒服方寸匕，日再服。姙娠常服即宜產，
胎無疾苦。產後百病悉主之。

姙娠十養胎九[1]

姙娠養胎，白朮散主之。

胎之所以失養者，土濕水寒而木氣鬱結也。姙娠養胎，燥土
暖水，疏木散結而已矣。白朮散，朮、椒，燥土而暖水，芎藭疏
木而達鬱，牡蠣消瘀而散結，斂神而保精，養胎之善方也。

白朮散百五十九

白朮　蜀椒　芎藭　牡蠣等分

右四味，杵爲散，酒服一錢匕，日三服，夜一服。但苦腹

---

〔1〕 養胎九　原脱，據閩本、集成本補。

痛，加芍藥。心下毒痛，倍加芎藭。心煩吐痛，不能食飲，加細辛一兩、半夏大者二十枚。服之後，更以醋漿水服之。若嘔，以醋漿水服之。服不解者，小麥汁服之。已後渴者，大麥粥服之。病雖愈，服之勿置。

姙娠十一傷胎腹滿十〔1〕

婦人傷胎，懷身腹滿，不得小便，從腰以下重，如有水氣狀。懷身七月，太陰當養不養，此心氣實，當刺瀉勞宮及關元，小便微利則愈。

婦人傷胎，以致懷身腹滿，不得小便，從腰以下沉重，如有水氣之狀。懷身七月，手太陰之經當養而不養，此濁陰上逆，填於陽位，心氣鬱塞而成實也。蓋胎之結也，一月、二月，木氣生之，三月、四月，火氣長之，五月、六月，土氣化之，七月、八月，金氣收之，九月、十月，水氣成之，五氣皆足，而胎完矣。足太陰以濕土主令，手太陰從濕化氣，懷身七月，正手太陰當養之時，而氣虛濕旺，故當養不養。濕旺則氣滯，不能化水，故腹滿而便癃，下重而如水狀。濕氣〔2〕凝滯，火無降路，必剋辛金而生上熱，故心氣成實。勞宮者，手厥陰之穴，脈動於掌心，刺勞宮以瀉厥陰之滯，則心亦瀉矣，以君相之火同氣也。關元，任脈之穴，在臍下三寸，小腸之募，刺關元以瀉小腸之滯，則心亦瀉矣，以丙丁之火同氣也。氣通火化，小便微利，濕氣滲泄，則病愈矣。

---

〔1〕 十　原作"九"，據閩本、集成本改。
〔2〕 狀濕氣　原作"脾肺"，據閩本、集成本改。

〔婦人〕

産後十一章[1]

婦人産後，血室空洞，陰虛之病固多，而温氣亡泄，陽虛之病亦自不少，産後三病，痙、冒、便難，皆陰虛而兼陽弱者也。至於胃實腹痛，血瘀惡露，未嘗不用瀉下，此以物聚而成實耳。若非陳宿凝聚，不得實也，故産後之病，切以中氣爲主。蓋血亡木枯，乃中氣剋傷之本，徒知木燥而不知土虛，非良工矣。

産後一三病十一[2]

問曰：新産婦人有三病，一者病痙，二者病鬱冒，三者大便難，何謂也？師曰：新産血虛，多汗出，喜中風，故令病痙。亡血復汗，寒多，故令鬱冒。亡津液，胃燥，故大便難。

新産血虛，多汗，易感風邪，風閉皮毛，血虛筋燥，經脈攣縮，故令病痙。亡血復汗，陽泄汗多，木遏陽陷，不能外發，陰邪閉束，清氣幽埋，故令神昏而鬱冒。汗亡津液，腸胃乾燥，故竅澀而便難。此新産婦人之三病也。

産後二鬱冒十二[3]

産婦鬱冒，其脈微弱，嘔不能食，大便反堅，

---

〔1〕 十一章　原脱，據目録補。

〔2〕 三病十一　原作"痙病十、鬱冒十一、大便難十二"，據閩本、集成本改。

〔3〕 鬱冒十二　原脱，據閩本、蜀本補。

但頭出汗。所以然者，血虛而厥，厥而必冒，冒家欲解，必大汗出，以血虛下[1]厥，孤陽上出，故頭汗出。所以產婦喜汗出者，亡陰血虛，陽氣獨盛，故當汗出，陰陽乃復，大便堅，嘔不能食，小柴胡湯主之。方在嘔吐。

產婦陽陷，而病鬱冒。温氣亡泄，故其脈微弱。胃氣上逆，故嘔不能食。血脫腸燥，故大便反堅。陽不歸根，故頭上汗出。所以然者，血性温暖而胎君火，血脫則温氣亡瀉，寒盛而發厥逆，厥則木遏陽陷，必生鬱冒。冒家欲解，陽氣外達，必大汗出。以其發於羣陰之中，透圍而出，故作大汗也。血虛下厥，孤陽不歸，泄而失藏，故頭上汗出。蓋陰中之陽下陷，則病鬱冒，陽中之陽上逆，則見頭汗也。所以產婦喜汗出者，以其亡陰血虛，陽不歸根，獨盛於上，蒸泄皮毛，故當汗出。陽隨汗泄，與陰氣相平，陰陽之顛倒而反常者，乃復其本位也。其大便堅鞕，嘔不能食者，膽胃上逆，飲食不下。宜小柴胡湯，柴、芩、半夏，清膽火而降胃逆，薑、甘、參、棗，補脾陽而滋肝血也。

產後三 胃實發熱十三

病解能食，七八日更發熱者，此爲胃實，大承氣湯主之。方在痙病。

鬱冒病解，嘔止能食，七八日後，更發熱者，此產後陽虛，飲食不消，宿穀壅阻，陽格於外而發熱也。病本爲虛，而宿食停留，則爲胃實。大承氣下其宿食，則陽秘而熱止矣。

產後四 腹痛十四

產後腹中疗痛，當歸生薑羊肉湯主之。方在寒疝。並治腹中寒疝，虛勞不足。

產後陽亡土濕，血虛木燥，濕土遏陷，風木不達，鬱迫擊衝，則病腹痛。當歸生薑羊肉湯，當歸滋風木而潤燥，生薑、羊肉，温肝脾而行鬱，治腹痛血枯之良法，亦寒疝虛勞之善方也。

---

〔1〕 下　原作"不"，形近之誤，據本節黃解、閩本、蜀本、《金匱要略·婦人產後病脈證并治》改。

產後五 腹痛煩滿十五

產後腹痛，煩滿不得臥，枳實芍藥散主之。

產後腹痛，煩躁脹滿，不得眠臥，是木燥而剋土，土鬱而氣滯也。枳實芍藥散，瀉土鬱而清木燥也。

枳實芍藥散 百六十

枳實燒令黑，勿太過　芍藥等分

右二味，杵爲散，服方寸匕，日三服。並主癰膿，以麥粥下之。

產後六 瘀血十六

師曰：產婦腹痛，法當以枳實芍藥散，假令不愈者，此爲腹中有瘀血著臍下，宜下瘀血湯主之。

產婦腹痛，法當以枳實芍藥散雙瀉土木之鬱，假令不愈者，此爲腹中有瘀血著於臍下，肝氣鬱阻而爲痛也。宜下瘀血湯，桃仁、䗪蟲，破其瘀血，大黃下其癥塊也。

下瘀血湯 百六十一

大黃三兩　桃仁二十枚　䗪蟲二十枚，去足

右三味，末之，煉蜜和爲四丸，以酒一升，煎一丸[1]，取八合，頓服之。瘀血下如豚肝。亦主經水不利。

產後七 惡露不盡十七

產後七八日，無太陽證，少腹堅痛，此惡露不盡，不大便，煩躁發熱，切脈微實，再倍發熱，日晡時煩躁者，不食，食則譫語，至夜即愈，宜大承氣湯主之，熱在裏，結在膀胱也。

產後七八日，無太陽表證，但覺少腹堅痛，此惡露之不盡也。其證不大便，煩躁而發熱，若切其脈，或覺微實。再患加倍發熱，日晡時益以煩躁者，此陽明之府熱，胃氣鬱滿，必當不食。

---

[1] 四丸……一丸　原作"丸，以酒一升，煮"，據閩本、蜀本、《金匱要略·婦人產後病脈證治》改。

食則中氣愈鬱，燥熱逆衝，而作譫語。至夜而陽消陰長，則愈。是宜大承氣湯，瀉其府熱。以其熱在胃裏，結在膀胱之府也。

　　蓋胃腸內實，燥土剋水，病及膀胱，膀胱燥結，肝木失滋，故血道瘀濇，惡露不行，木氣遏陷，少腹堅痛也。大承氣瀉陽明之熱，故膀胱清而惡露下。若有太陽表證，太陽者，膀胱[1]之經，是宜解表之後，用桃核承氣、抵當湯丸，以下瘀血。此無太陽證，全是陽明之累及膀胱，故但清陽明，膀胱自愈也。

　　產後八中風十八

　　產後中風，續續數十日不解，頭微疼，惡寒，時時有熱，心下悶，乾嘔，汗出，雖久，陽旦證續在耳，可與陽旦湯。即桂枝湯。方在下利。

　　產後太陽中風，續續數十日不解，頭痛惡寒，時時有熱，心下壅悶，乾嘔汗出，此皆太陽中風之證。日期雖久，太陽之陽旦證續在耳，可與陽旦湯，以解其表。

　　陽旦湯即桂枝湯。《傷寒·太陽[2]篇》：傷寒脈浮，自汗出，反與桂枝湯，欲攻其表，此誤也。問曰：證象陽旦，按法治之而增劇。答曰：病證象桂枝，是陽旦即桂枝，義甚明白。喻嘉言無知妄作，乃有桂枝加黃芩之論，又造陰旦之方。庸愚狂繆，何至於此！

　　產後九中風[3]發熱十九

　　產後中風，發熱，面正赤，喘而頭痛，竹葉湯主之。

　　產後中風，發熱，面色正赤，喘而頭痛，此陽虛土敗，水泛胃逆，肺氣壅滿，陽鬱頭面而不降也。竹葉湯，竹葉、桔梗，涼肺而下氣，生薑、葛根，清胃而降逆，附子溫寒而暖水，桂、防，燥濕而達木，甘、棗、人參，補中而培土也。

　　蓋產後中氣虛弱，一感風邪，鬱其裏氣，脾肝下陷而生寒，

---

〔1〕　膀胱　其下原衍“者”字，據閩本、蜀本刪。
〔2〕　陽　原作“陰”，據閩本、蜀本、集成本、《傷寒論·太陽病脈證并治上》改。
〔3〕　中風　原脫，據閩本、蜀本補。

胃膽上逆而生熱。其發熱面赤，喘促頭痛，皆陽逆上熱之證。即〔1〕其胃逆而上熱，知其脾陷而下寒，非寒水下旺，君相之火，不得格鬱而不降也。

竹葉湯百六十二

竹葉一把　葛根三兩　桔梗一兩　生薑五兩　附子一枚，炮
桂枝一兩　防風一兩　人參一兩　甘草一兩　大棗十五枚

右十味，以水一斗，煮取二升半，分溫三服，溫覆使汗出。頸項強，用大附子一枚，破之如豆大，入前藥，揚〔2〕去沫。嘔者，加半夏半升，洗。

產後十中虛煩嘔二十

婦人乳中虛，煩亂，嘔逆，安中益氣，竹皮大丸主之。

婦人乳子，中氣虛弱，胃土不降，相火上炎而生煩亂，濁氣熏衝而作嘔逆，宜安中益氣。竹皮大丸，竹茹、石膏，止嘔而清煩，甘草、桂枝，補中而下衝，白薇涼金而退熱也。

竹皮大丸百六十三

生竹茹二分　石膏二分　桂枝一分　甘草七分　白薇一分

右五味，末之，棗肉和丸，彈子大，以飲服一丸，日三夜二服。有熱，倍白薇。煩喘者，加柏實一分。

產後十一下利二十一

產後下利虛極，白頭翁加甘草阿膠湯主之。

產後陽衰土濕，木鬱生熱，風木疏泄，而病下利。亡血之後，復苦泄利，虛憊極矣，宜白頭翁湯清其濕熱，加甘草以培中氣，阿膠以滋風木也。

---

〔1〕 即　從也。《易·訟》："復即命。"《疏》："即，從也。"
〔2〕 揚　原作"湯"，形近之誤據，閩本、蜀本、集成本、《金匱要略·婦人產後病脈證治》改。

白頭翁加甘草阿膠湯百六十四

白頭翁三兩　黃連三兩　黃蘗三兩　秦皮三兩　甘草二兩　阿膠二兩

右六味，以水七升，煮取二升半，內膠，令消盡，分溫三服。

〔附方〕

《千金》三物黃芩湯十三〔1〕　治婦人在草蓐，自發露得風，四肢苦煩熱，頭痛者，與小柴胡湯，頭不痛，但煩者，此湯主之。

黃芩一兩　苦參二兩　乾地黃四兩

右三味，以水六升，煮取三升，溫服一升。多吐下蟲。

《千金》內補當歸建中湯十四〔2〕　治婦人產後虛羸不足，腹中刺痛不止，吸吸少氣，或苦少腹中急，痛引腰背，不能飲食。產後一月，日得服四五劑爲善，令人強壯。

當歸四兩　桂枝三兩　芍藥六兩　甘草二兩　大棗十二枚　生薑三兩

右六味，以水一斗，煮取三升，溫分三服，一日令盡。若大虛，加飴糖六兩，湯成內之，於火上煖令飴消。若去血過多，崩傷內衄不止，加地黃六兩、阿膠二兩，合八味，湯成內阿膠。若無當歸，以芎藭代之。若無生薑，以乾薑代之。

---

〔1〕　十三　原作“二十五”，據目錄改。
〔2〕　十四　原作“二十六”，據目錄改。

〔婦人〕

雜病二十二章[1]

婦人雜病，緣於脾腎寒濕，風木枯燥，淫泆而傳化也。或有寒水不能生木，木鬱而變熱者，究[2]竟標熱而本寒。除熱入血室外，餘皆陽浮假熱之病，未可恣用陰涼之品。末以因虛積冷，總結婦人諸證，姙娠、産後、雜病，共計三十六證，無不皆然也。

雜病一熱入血室二十二

婦人中風，發熱惡寒，經水適來，得之七八日，熱除，脈遲，身涼和，胸脇滿，如結胸狀，譫語者，此爲熱入血室也，當刺期門，隨其實而瀉之。

此段見《傷寒‧少陽篇》[3]。婦人中風，發熱惡寒，而値經水適來之時，得之七八日後，熱解，脈遲，身體涼和，是當愈矣。乃胸脇脹滿，如結胸之狀，而作譫語者，此爲熱入血室，熱不在外而在內也。蓋少陽之經，下胸貫膈，而循脇裏，經氣不降，橫塞胸脇，故滿如結胸。相火逆升，而爍心液，故作譫語。以肝主血，心主脈，甲乙同氣，君相交通，故血熱而心病。當刺厥陰之期門，瀉其經中之實熱，以散血室之瘀蒸也。

---

〔1〕二十二章　原脱，據目録補。
〔2〕究　原脱，據閩本、蜀本補。
〔3〕《傷寒‧少陽篇》　指《傷寒懸解‧少陽經上篇》。

雜病二

婦人中風，七八日續來寒熱，發作有時，經水適斷，此爲熱入血室，其血必結，故使如瘧狀，發作有時，小柴胡湯主之。方在嘔吐。

此段見《傷寒·少陽篇》[1]。婦人中風，七八日後，續得寒熱往來，發作有時之證，而值經水適斷之時者，此爲熱入血室，其血必當瘀結。熱結血分，少陽之經氣不得外達，陰陽交爭，互相束閉，故使寒熱如瘧，發作按時。小柴胡發少陽之經邪，熱去則血可自下。不下，然後用下瘀之劑也。

婦人中風，而值經水適來、適斷之時，及當經[2]傳少陽。相火鬱發，不得泄路，邪熱隨經內傳，必入血室。以其經脈新虛，最易受邪也。

雜病三

婦人傷寒發熱，經水適來，晝日明了，暮則譫語，如見鬼狀者，此爲熱入血室，治之無犯胃氣及上二焦，必自愈。

此段見《傷寒·少陽篇》[3]。婦人傷寒發熱，而值經水適來之時，晝日清白明了，暮則譫語，如見鬼狀者，此爲熱入血室。以血爲陰，夜而陽氣入陰，血熱發作，故譫妄不明。治之勿犯中焦胃氣及上焦清氣，必自愈也。

雜病四

陽明病，下血譫語者，此爲熱入血室，但頭汗出，當刺期門，隨其實而瀉之，濈然汗出而[4]愈。

此段見《傷寒·陽明篇》。陽明病，下血而譫語，此爲胃熱入於血室。蓋心藏神，而神之魂藏於血，血熱魂擾，故心神昏亂，而作譫語。頭爲手足六陽所會，陽氣上蒸，表不能閉，故頭上汗出。而身無汗，則熱入血分，不得外泄。宜刺厥陰之期門，

---

〔1〕《傷寒·少陽篇》　指《傷寒懸解·少陽經上篇》。

〔2〕　經（jìng 鏡）　通"徑"。《離騷》王逸《注》："經，徑也。"

〔3〕《傷寒·少陽篇》指《傷寒懸解·少陽經上篇》。

〔4〕　而　原作"者"，據閩本、蜀本、《金匱要略·婦人雜病脈證并治》改。

以瀉血熱。隨其實處而瀉之，一得濈然汗出，則熱解而病愈矣。

雜病五半產漏下二十三

寸口脈弦而大，弦則爲減，大則爲芤，減則爲寒，芤則爲虛，寒虛相搏，此名曰革，婦人則半產漏下，旋覆花湯主之。

此段見《傷寒·脈法》，及虛勞、吐衄二篇。水寒木枯則脈弦，營虛衛浮則脈大，弦則陽衰而外減，大則陰衰而內芤，減則陽氣不足而爲寒，芤則陰血不充而爲虛，寒虛相合，此名曰革，如鼓之外鞔而中空也。氣血虛寒，脈如皮革，婦人見此，則胎孕殞落而半產，經脈沉陷而漏下。旋覆花湯，旋覆花[1]行經脈之瘀，葱白通經氣之滯，新絳止崩而除漏也。

旋覆花湯百六十五

旋覆花三兩　葱白十四莖　新絳少許

右三味，以水三升，煮取一升，頓服之。新絳，即纖黃絹[2]。

雜病六陷經漏黑二十四

婦人陷經，漏下黑不解，膠薑湯主之。

婦人經水，溫則升而赤，寒則陷而黑。血藏於肝而肝生於腎，腎寒不能生木，木鬱血陷，則漏下黑色。久而不解，此以寒水之失藏，風木之善泄也。膠薑湯，阿膠滋木而息風，乾薑溫肝而暖血也。

膠薑湯百六十六

阿膠　乾薑

原方闕載。

雜病七經水不利二十五

婦人經水不利下，抵當湯主之。

經水不利，必有瘀血壅阻，宜抵當湯下其瘀血也。

---

〔1〕 花　原脫，據閩本、蜀本補。

〔2〕 纖黃絹　他本均作"帽緯。用新染者，能入血分。"

抵當湯百六十七　方見《傷寒·太陽》。

水蛭三十枚，熬　䗪蟲三十枚，熬，去翅足　桃仁二十枚，去皮尖

大黃三兩，酒浸

右四味，爲末，水五升，煮取三升，去滓，溫服一升，不

下，再服。亦治男子膀胱滿急，有瘀血者。

雜病八帶下二十六

問曰：婦人年五十所，病下利數十日不止，暮即發熱，少腹

裏急，腹滿，手掌煩熱，脣口乾燥，何也？師曰：此病屬帶下。

何以故？曾經半產，瘀血在少腹不去。何以知之？其證脣口乾

燥，故知之。當以溫經湯主之。

婦人年五十所，病下利數十日不止，脾土濕陷而風木疏泄

也。土濕水寒，暮而陽不內斂，是以發熱。乙木鬱陷，不得升

達，故腹滿裏急。手厥陰之脈，行手掌而上中指，手少陰之脈，

行手掌而走小指，下寒而君相之火不根於水，故手掌煩熱。陰精

脫泄，肺津枯槁，故脣口乾燥。此屬帶下之證，以曾經半產，瘀

血在少腹不去，陰精不能上濟，故少陰失其閉藏，厥陰行其疏

泄，下流而爲帶也。蓋神藏於心，精藏於腎，半產之家，腎氣虛

寒，瘀血凝濇，結於少腹，阻格陰陽交濟之氣[1]，故陰精流溢

下脫，而爲帶證。《素問·骨空論》：任脈爲病，男子內結七疝，

女子帶下瘕聚。以任者，諸陰之統任，任中陽秘，則能受姙，任

脈寒冷，陰精失溫，凝聚則爲瘕，流溢則爲帶。陰精之不脫者，

帶脈橫束，環腰如帶，爲之收引也，水寒木陷，帶脈不引，故謂

之帶下。何以知其爲帶下也？其證脣口乾燥，是陰精之下脫而不

上濟，故知之也。帶下之病，下寒上熱，下寒故下利裏急，上熱

故煩熱乾燥。此當溫腎肝兩經之下寒，溫經湯，歸、膠、芍藥，

養血而清風，丹、桂、芎藭，破瘀而疏木，半夏、麥冬，降逆而

潤燥，甘草、人參，補中而培土，茱萸、乾薑，暖血而溫經也。

─────────────

〔1〕　氣　諸本均同，據上下文義，疑係"路"字之誤。

温經湯百六十八

當歸二兩　芎藭二兩　芍藥二兩　阿膠二兩　桂枝二兩　丹皮二兩　半夏一兩　麥冬一兩，去心　人參二兩　甘草二兩　乾薑二兩　茱萸三兩

右十二味，以水一斗，煮取三升，分溫三服。亦主婦人少腹寒，久不受胎。兼治崩中去血，或月水來過多，或至期不來。

雜病九

帶下，經水不利，少腹滿痛，經一月再見者，土瓜根散主之。

婦人帶下，經水不利，此以血瘀而不流也。血瘀木陷，不得升達，則少腹滿痛。木陷風生，經水疏泄，則一月再見。土瓜根散，桂枝、芍藥，達木而清風，土瓜根、䗪蟲，破瘀而行血也。

土瓜根散百六十九

土瓜根三分　䗪蟲三分　桂枝三分　芍藥三分

右四味，杵爲散，酒服方寸匕，日三服。陰㿗腫，亦主之。

雜病十

婦人經水閉不利，藏堅癖不止，中有乾血，下白物，礬石丸主之。

婦人經水閉澀不利，藏中堅癖不止，中有乾血，阻陰精之上濟，而下白物。血瘀因於木陷，木陷因於土濕，土濕遏抑，木氣不達，故經水不利。木陷而風生，疏泄失藏，精液流溢，故下白物。礬石丸，礬石收濕淫而斂精液，杏仁破滯氣而消痞鞕也。

礬石丸百七十

礬石三分，燒　杏仁一分

右二味，末之，煉蜜丸，棗核大，內藏中。劇者再內之。

雜病十一吐涎心痞二十七〔1〕

婦人吐涎沫，醫反下之，心下即痞，當先治其吐涎沫，小青龍湯主之，方在痰飲。涎沫止，乃治痞，半夏瀉心湯主之。方在嘔吐。

婦人時吐涎沫，此水氣內格，肺金不降，津液凝瘀而上溢也。醫下之，土敗胃逆，濁氣填塞，心下即痞。當先治其吐涎沫，以小青龍湯瀉其積水，涎沫即止。乃治其痞，痞證濁陰痞塞，陽不根陰，二火升炎，下寒〔2〕上熱，半夏瀉心湯，薑、甘、參、棗，溫補中脘之虛寒，黃芩、黃連，清瀉上焦之鬱熱，半夏降濁而消痞也。

雜病十二藏燥悲傷二十八

婦人藏燥，悲傷欲哭，象如神靈所作，數欠伸，甘麥大棗湯主之。

肺屬金，其氣燥，其志悲，其聲哭，婦人藏燥，則悲傷欲哭，象如神靈所作，不能自由。蓋五行之氣，升於九天之上，則暢遂而爲喜，喜者，心之志也，陷於九地之下，則幽淪而爲恐，恐者，腎之志也，方升未升，喜之未遂，則鬱勃而爲怒，怒者，肝之志也〔3〕，方陷未陷，恐之將作，則淒涼而爲悲，悲者，肺之志也。以厥陰風木之氣，善耗津血，風動而耗肺津，肺金枯燥，故悲傷欲哭。欠者，開口而呵氣，伸者，舉臂而舒筋，陰陽之相引也。日暮陽降，則生欠伸，欠伸者，陰引而下，陽引而上，未能即降也。金主降，燥金欲降而腎陰又引也，故數作欠伸。甘麥大棗湯，甘草培土，大棗滋乙木而息風，小麥潤辛金而除燥也。

甘麥大棗湯百七十一

甘草三兩　小麥一升　大棗十枚

---

〔1〕　吐涎心痞二十七　原脫，據閩本、蜀本補。
〔2〕　寒　原作“塞”，形近之誤，據閩本、蜀本改。
〔3〕　則鬱勃而爲怒，怒者，肝之志也　原脫，據閩本、蜀本補。

右三味，以水六升，煮取三升，分溫三服。亦補脾氣。

雜病十三咽中炙臠二十九

婦人咽中如有炙臠，半夏厚朴湯主之。

濕土堙塞，濁氣上逆，血肉凝瀝，結而不消，則咽中如有炙臠。半夏厚朴湯，茯苓瀉濕而消瘀，朴、半、薑、蘇，降逆而散滯也。

半夏厚朴湯百七十二

半夏一升　厚朴三兩　生薑五兩　乾蘇葉二兩　茯苓四兩

右五味，以水一斗，煮取四升，分溫四服，日三夜一服。

雜病十四腹中疾痛三十

婦人腹中諸疾痛，當歸芍藥[1]散主之。方在姙娠。

婦人腹中諸疾痛，無非風木之剋濕土，氣滯血凝之病也。當歸芍藥散，芎、歸、芍藥，養肝血[2]而行瘀，苓、澤、白术，燥土氣而瀉滿。與姙娠之腹痛，無二法也。

雜病十五

婦人腹中痛，小建中湯主之。方在虛勞。

婦人腹中痛，風木之剋土也。小建中湯，桂枝倍芍藥而加膠飴，瀉風木而滋脾精也。

雜病十六血氣刺痛三十一

婦人六十二種風，腹中血氣刺痛，紅藍花酒主之。

婦人六十二種風，總因營血之瘀燥，風木之失養也。紅藍花酒，養血行瘀，以達風木也。

紅藍花酒百七十三

紅藍花一兩

右一味，以酒一大升，煎減半，頓服一半。未止，再服。

---

〔1〕 芍藥　其下原衍"湯"字，據閩本、蜀本、《金匱要略·婦人雜病脈證并治》刪。

〔2〕 血　原脫，據閩本、蜀本補。

雜病十七水與血結[1]三十二

婦人少腹滿，如敦狀，小便微難而不渴，生後者，此為水與血俱結在血室也，大黃甘遂湯主之[2]。

婦人少腹脹滿，其狀如敦，小便微難而不渴，病在生產之後者，以水寒土濕，乙木抑遏，積水與瘀血俱結於血室，故腹滿而便難也。大黃甘遂湯，阿膠清風而潤木，大黃、甘遂，下瘀血而行積水也。

大黃甘遂湯百七十四

大黃四兩　甘遂二兩　阿膠二兩

右三味，以水三升，煮取一升，頓服之。其血當下。

雜病十八轉胞三十三

問曰：婦人病飲食如故，煩熱不得臥，而反倚息者，何也？師曰：此名轉胞，不得溺也，以胞系了戾，故致此病。但利小便則愈，腎氣丸主之。方在消渴。

婦人病飲食如故，煩熱不得臥寐，而反倚物而布息者，此名轉胞，不得溺也。以胞系了迴轉，故致此病。此緣土濕水寒，而木氣鬱燥，不能疏泄也。濕寒結滯，溺孔凝澀不開，胞滿而不出，則氣鼓而系轉。水溺不行，濁氣莫泄，肺氣逆升，鬱而生熱，故煩熱倚息，不得眠臥。病不在胃，是以飲食如故。腎氣丸，苓、澤，瀉水而燥濕，丹、桂，疏木而達鬱，地黃清風而潤燥，附子暖腎而消瘀，山萸、薯蕷，斂肝氣而攝水[3]也。

雜病十九陰吹三十四

胃氣下泄，陰吹而正喧，此穀氣之實也，豬膏髮煎主之。方在黃疸。

胃中濁氣下泄，前陰氣吹而喧鳴，此穀氣之實，後竅結塞而不通也。豬膏髮煎，豬膏、亂髮，利水而滑大腸，瀉濕而通膀

---

[1]　血結　原作“結血”，據閩本、蜀本、本節經文“水與血俱結”乙轉。

[2]　主之　其下蜀本有“敦，音對，黍稷器盤類”小字注文。

[3]　山萸、薯蕷，斂肝氣而攝水　原脫，據閩本、蜀本補。

胱也。

雜病二十陰寒三十五

婦人陰寒，溫陰中坐藥，蛇牀子散主之。

婦人陰中寒冷，腎肝之陽虛也。宜以坐藥，溫其陰中。蛇牀子散，去寒濕而暖水木也。

蛇牀子散百七十五

蛇牀子

右一味，末之，以白粉少許，和合相得，如棗大，綿裹内之，自然温。

雜病二十一陰瘡三十六　婦人姙娠、産後、雜病，共計三十六證。

少陰脈滑而數者，陰中即生瘡，陰中蝕瘡爛者，狼牙湯洗之。

手少陰脈動神門，在小指後，掌下高骨間。足少陰脈動太谿，在足内踝後。此少陰脈，即尺中也。尺脈滑而數者，水寒土濕，生氣不遂，木鬱於水而生下熱也。前陰者，腎肝之所司，木鬱下熱，陰中即生瘡。陰中瘡蝕肌肉而潰爛者，狼牙湯洗之，瀉其濕熱也。

狼牙湯百七十六

狼牙三兩

右一味，以水四升，煮取半升[1]，以綿纏箸如繭，浸湯瀝陰中，日四遍。

雜病二十二

婦人之病，因虛積冷結氣，爲諸經水斷絶。至有歷年，血寒積結胞門。寒傷經絡，凝堅在上，嘔吐涎唾，久成肺癰，形體損分。在中盤結，繞臍寒疝，或兩脇疼痛，與藏相連。或結熱中，痛在關元，脈數無瘡，肌若魚鱗，時著男子，非止女身。在下爲

---

〔1〕半升　原作"四升"，據閩本、蜀本改。

多，經候不匀，令陰掣痛，小腹惡寒，或引腰脊，下根氣街，氣街急痛，膝脛疼煩，奄忽眩冒，狀如厥癲，或有憂慘，悲傷多嗔。此皆帶下，非有鬼神，久則羸瘦，脈虛多寒。三十六病，千變萬端，審脈陰陽，虛實緊弦，行其鍼藥，治危得安。其雖同病，脈各異源，子當辨記，勿謂不然。

婦人之病，因於脾腎陽虛，積冷結氣，隧竅阻塞，血瘀木陷，爲諸經水斷絕，不復流行。至有歷年，血寒積結胞門，痞鞕不消，此癥瘕之在下者。若寒傷經絡，血脈結濇，則凝堅在上，壅其相火，逆刑辛金，嘔吐涎唾，久成肺癰，肌肉消減，形體損分，此癥瘕之在上者。若在中盤結，繞臍寒疝作疼，或兩脇疼痛，內與藏氣相連，此癥瘕之在中而純寒者。或結熱於中，痛在臍下關元，脈數無瘡，肌膚甲錯，枯若魚鱗。熱結於內，男女交合，熱淫傳染，時著男子，非止但在女身。此癥瘕之在中而變熱者。凡此諸病，起於肝腎，在下爲多，往往經候參差，遲速不匀。或令陰器掣痛，少腹惡寒。或痛引腰脊，下根氣街，氣街，足陽明之動脈，在腿腹之交，又名氣行衝。氣街急痛，膝脛疼煩，奄忽眩冒，狀如厥癲之疾，狂惑不精。惑有憂慘，悲傷而多怒嗔。此皆帶下之病使然，非鬼神之憑附也。蓋上、中〔1〕、下三部，一有氣血寒凝，則阻格陰精上濟之路，下流而爲帶下。血結精流，筋脈枯槁，木氣不舒，故掣引作痛，悅怒乖常。久則身體羸瘦，脈虛多寒，而成勞傷不起之證。婦人姙娠、產後、雜病，共計三十六病，悉因此生。及其病成，則千變萬端，不可勝數。醫家於此，審脈之陰陽，虛實緊弦，行其鍼藥，於以治危得安。其雖同爲一病，而人之強弱不一，是以脈之陰陽，各異源流。子當辨記此說，勿謂不然。此窮姙娠、產後、雜病之源，而總結之也。

---

〔1〕 中 原脫，據蜀本、集成本、石印本補。

金匱要略卷二十三

以下二卷，有方無論，不敢妄釋。論者皆以爲後人僞附，多不載此二卷，姑以古本所有録之。

雜療方

退五藏虛熱四時加減柴胡飲子方

柴胡　白术各八分　大腹檳榔四枚，皮不用　陳皮　生薑各五分　桔梗七分

以上冬三月，柴胡稍多。

柴胡　陳皮　大腹檳榔　生薑　桔梗　枳實

以上春三月，比冬減白术，加枳實。

柴胡　白术　陳皮　大腹檳榔　生薑　桔梗　枳實　甘草

以上夏三月，比春多甘草，仍用白术。

柴胡　白术　大腹檳榔　陳皮　生薑　桔梗

以上秋三月，與冬同，陳皮稍多。

右各㕮咀，分爲三貼，一貼以水三升，煮取二升，分溫三服，如人行四五里進一服。如四體壅，添甘草少許，每貼分作三小貼，以水一升，煮取七合，溫服，再合滓爲一服，重煮，都成四服。

長[1]服訶黎勒丸方

訶黎勒　陳皮　厚朴各三兩

---

〔1〕　長　通"常"。《廣雅·釋詁》："長，常也。"

右三味，末之，煉蜜丸，如梧子大，酒飲服二十丸，加至三十丸。

三物備急丸方

大黃　巴豆去皮心，熬，外研如泥　乾薑各一兩

右藥各須精新，先搗大黃、乾薑爲末，研巴豆，內中，合治一千杵，用爲散，蜜和丸亦佳，密器貯之，莫令歇[1]氣。主心腹諸卒暴百病。若中惡、客杵，心腹脹滿，卒痛如錐刺，氣急口噤，停尸卒死者，以煖水、苦酒服大豆許三四丸。或不[2]下，捧頭起，灌令下咽，須臾當差。如未差，更與三丸，當腹中鳴，即吐下，便差。若口噤，亦須折齒灌之。

治傷寒愈不復紫石寒食散方

紫石英　白石英　赤石脂　鍾乳煅　栝蔞根　防風　桔梗
文蛤　鬼臼　太乙餘糧各十分，燒　乾薑　附子炮　桂枝各四分

右杵爲散，酒服方寸匕。

救卒死方

薤搗汁，灌鼻中。

雄雞冠，割取血，管吹內鼻中。

猪脂，如雞子大，苦酒一升，煮沸，灌喉中。

雞肝及血，塗面上，以灰圍四旁，立起。

大豆二七粒，以雞子白并酒和，盡以吞之。

救卒死而壯熱者方

礬石半斤，以水一斗半，煮消，以漬脚，令没踝。

救卒死而目閉者方

騎牛臨面，搗薤汁，灌耳中，吹皂角末鼻中，立效。

救卒死而張口反折者方

灸手足兩爪後十四壯，飲以五毒諸膏散。有巴豆者。

救卒死而四肢不收失便者方

馬屎一斗，水三斗，煮取二斗，以洗之，又取牛洞稀糞也。

---

[1] 歇　氣散也。《說文》：“歇，一曰氣越泄。”
[2] 不　其下原衍“可”字，據《金匱要略·雜療方》刪。

一升，溫酒灌口中，灸心下一寸、臍上三寸、臍下四寸各一百壯，差。

救小兒卒死而吐利不知是何病方

狗屎一丸，絞取汁，以灌之。無濕者，水煮乾者〔1〕，取汁。

尸〔2〕蹶脈動而無氣，氣閉不通，故靜而死也，治方

菖蒲屑，內鼻孔中吹之，令人以桂屑著舌下。

又方

取左角髮方寸，燒末，酒和灌，令入喉，立起。

救卒死，客忤死，還魂湯主之方

麻黃三兩　杏仁十七粒，去皮尖　甘草一兩，炙

右三味，以水八升，煮取三升，去滓，分令咽之。通治諸干忤。

又方

韭根一把　烏梅七個　吳茱萸半升，炒

右三味，以水一斗煮之，以病人櫛內中三沸，櫛浮者生，沉者死，取三升，去滓，分飲之。

救自縊死，旦至暮，雖已冷，必可治，暮至旦，少難也，恐此當言忿氣盛故也。然夏時夜短於晝，又熱，猶應可治。又云心下若微溫者，一日以上，猶可治之方

徐徐抱解，不得截繩，上下按被臥之。一人以脚踏其兩肩，手少挽其髮，當絃勿縱之。一人以手按據胸上，數動之。一人摩捋臂脛，屈伸之。若已僵，但漸漸強屈之，並按其腹。如此一炊頃，氣從口出，呼吸，眼開，而猶引按莫置，亦勿苦勞之。須臾，可少與桂湯及粥清含與之，令濡喉，漸漸能嚥，吸稍止。若向令兩人以管吹其兩耳朵好。此法最善，無不活者。

凡中暍死，不可使得冷，得冷便死，療之方

屈草帶繞暍人臍，使三兩人溺其中，令溫。亦可用熱泥和屈

---

〔1〕　者　原脫，據《金匱要略·雜療方》補。

〔2〕　尸　原脫，據《金匱要略·雜療方》補。

草，亦可扣瓦碗底，按及車缸，以著喝人臍，令溺，須得流去。此謂道路窮卒無湯，當令溺其中，欲使多人溺，取令溫若湯，便可與之。不可泥及車缸，恐此物冷。喝既在夏月，得熱泥土煖車缸，亦可用也。

救溺死方

取竈中灰兩石餘以埋人，從頭至足，水出七孔，即活。

治馬墜及一切筋骨損方

大黄一兩，候湯成下　敗蒲一握三寸。即蒲蓆也　桃仁四十九個，去皮尖，熬　緋帛如手大，燒灰　亂髮如雞子大，燒灰　甘草如中指節，炙，剉　久用炊單布一尺，燒灰

右七味，以童子小便量多少，煎湯成，内酒一大盞，次下大黄，去滓，分溫三服。先剉敗蒲蓆半領，煎湯浴，衣被蓋覆，須臾，通利數行，痛楚立差。利及浴水赤，勿怪，即瘀血也。

金匱要略卷二十四

禽獸魚蟲菓食菜穀禁忌

凡飲食滋味，以養於生，食之有妨，反能有害。自非服藥煉液，焉能不飲食乎。切見時人，不閑調攝，疾疢競起，若恐是莫字。不因食而生。苟全其生，須知切忌者矣。

所食之味，有與病相宜，有與身相害。若得宜則益體，害則成疾，以此致危，例皆難療。

凡煮藥飲汁以解毒者，雖云救急，不可熱飲。諸毒病得熱更甚，宜冷飲之。

肝病禁辛，心病禁鹹，脾病禁酸，肺病禁苦，腎病禁甘。春不食肝，夏不食心，秋不食肺，冬不食腎，四季不食脾。辨曰：春不食肝者，爲肝氣王，脾氣敗，若食肝則又補肝，脾氣敗尤甚，不可救。又肝王之時，不可以死氣入肝，恐復[1]魂也。若非王時，即虛，以肝補之佳。餘藏准此。

凡肝藏，自不可輕噉，自死者彌甚。凡心，皆爲神識所舍，勿食之，使人來生復其對報矣。凡肉及肝，落地不著塵土者，不可食之。豬肉落水浮者，不可食。豬肉及魚，若狗不食、鳥不啄者，不可食。豬肉不乾，火炙不動，見水自動者，不可食之。肉中有如朱點者，不可食之。六畜肉，熱血不斷者，不可食之。父母及身本命肉，食之令人神魂不安。食肥肉及熱羹，不得飲冷水。諸五藏及魚，投地塵土不污者，不可食之。穢飯、餒肉、臭魚，食之皆傷人。自死肉，口閉者，不可食之。六畜自死及疫死，則有毒，不可食之。獸自死，北首及伏地者，食之殺人。食生肉，飽飲乳，變成白蟲。一作血蟲。疫死牛肉，食之令病洞下，亦致堅積，宜利藥下之。脯藏米甕中有毒，及經夏食之，發

---

〔1〕復　《正韻》：“復，除也。”

腎病。

治自死六畜肉中毒方

黃檗屑，搗服方寸匕。

治食鬱肉食漏脯中毒方鬱肉，密器蓋之隔宿者是也。漏脯，茅屋漏下沾著者是也。

燒犬屎，酒服方寸匕。每服人乳汁亦良，飲生韭汁三升亦得。

治黍米中藏乾脯食之中毒方

大豆，濃煮汁，飲數升，即解。亦治狸肉漏脯等毒。

治食生肉中毒方

掘地深三尺，取其下土三升，以水五升，煮數沸，澄清汁，飲一升，即愈。

治食六畜鳥獸肝中毒方

水浸豆豉，絞取汁，服數升，愈。

馬脚，無夜眼者，不可食之。食酸馬肉，不飲酒，則殺人。酸，當作駿，出《秦穆公·岐下野人傳》。蓋馬肉無不酸者。馬肉不可熱食，傷人心。馬鞍下肉，食之殺人。白馬黑頭者，不可食之。白馬青蹄者，不可食之。馬肉、豚肉共食，飽醉臥，大忌。驢馬肉合豬肉食之，成霍亂。馬肝及毛，不可妄食，中毒害人。

治馬肝中毒未死方

雄鼠糞二七粒，末之，水和服，日再服。

又方

人垢，取方寸匕，服之佳。

治食馬肉中毒欲死方

香豉三兩　杏仁三兩

右二味，蒸一食頃，熟，杵之服，日再服。

又方

煮蘆根，飲之良。

疫死牛，或目赤，或黃，食之大忌。牛肉共豬肉食之，必作寸白蟲。青牛腸，不可合犬肉食之。牛肺從三月至五月，其中有蟲如馬尾，割去勿食，食則損人。牛羊豬肉，皆不得以楮木桑木蒸炙食之，令人腹内生蟲。噉蛇牛肉殺人，何以知之？噉蛇者，毛髮向後順者是。

治噉蛇牛肉食之欲死方

飲乳汁一升，立愈。

又方

以泔洗頭，飲一升，愈。

牛肚細切，以水一斗，煮取一升，暖飲之，大汗出，愈。

治食牛肉中毒方

甘草，煮汁飲之，即解。

羊肉其有宿熱者，不可食之。羊肉不可共生魚酪食之，害人。羊蹄甲中，有珠子白者，名懸筋，食之令人癲。白羊黑頭，食其腦，作腸癰。羊肝共生椒食之，破人五藏。豬肉共羊肝和食之，令心悶。豬肉以生胡荽同食，爛人臍。豬脂不可合梅子食之。豬肉和葵食之，少氣。鹿肉不可和蒲白作羹，食之發惡瘡。麋脂及梅李子，若妊婦食之，令子青盲，男子傷精。麋[1]肉不可合蝦及生菜、梅李果食之，皆病人。癲疾人不可食熊肉，令終身不愈。白犬自死，不出舌者，食之害人。食狗鼠餘，令人發瘻瘡。

治食犬肉不消，心下堅，或腹脹，口乾大渴，心急發熱，妄語如狂，或洞下方

杏仁一升，合皮熟[2]研用

以沸湯三升，和取汁，分三服。利下肉片，大驗。

婦人姙娠，不可食兔肉、山羊肉及鱉、雞、鴨，令子無聲音。兔肉不可合白雞肉食之，令人面發黃。兔肉著乾薑食之，成霍亂。凡鳥自死，口不閉，翅不合者，不可食之。諸禽肉，肝青者，食之殺人。雞有六翮四距者，不可食之。烏雞白首者，不可

---

〔1〕 麋　《金匱要略·禽獸魚蟲禁忌并治》作"麈"。

〔2〕 熟　原作"熱"，據《金匱要略·禽獸魚蟲禁忌并治》改。

食之。雞不可共胡蒜食之，滯氣。一云雞子。山雞不可合鳥獸肉食之。雉肉久食之，令人瘦。雞[1]卵不可合鱉肉食之。婦人姙娠食雀肉，令子淫亂無恥。雀肉不可合李子食之。燕肉勿食，入水爲蛟龍所吞。

鳥獸有中毒箭死者，其肉有毒，解之方

大豆煮汁，及鹽汁，服之解。

魚頭正白如連珠，至脊上，食之殺人。魚頭中無腮者，不可食之，殺人。魚無腸膽者，不可食之，三年陰不起，女子絕生。魚頭似有角者，不可食之。魚目合者，不可食之。六甲日，勿食鱗甲之物。魚不可合雞肉食之。魚不得合鸕鷀肉食之。鯉魚鮓不可合小豆、藿食之，其子不可合豬肝食之，害人。鯉魚不可合犬肉食之。鯽魚不可合猴、雉肉食之。一云不可合豬肝食。鰕魚不可合鹿肉食之，令人筋甲縮。青魚鮓不可合胡荽及生葵並麥中食之。鱐鱔不可合白犬血食之。龜肉不可合酒、菓子食之。鱉目凹陷者，及厭下有王字形者，不可食之。鱉肉不得合雞、鴨子食之。龜鱉肉不可合莧菜食之。蝦無鬚，及腹下通黑，煮之反白者，不可食之。食膾飲乳酪，令人腹中生蟲，爲瘕。

膾[2]食之在心胸中不化，吐復不出，速下除之，久成癥病，治之方

橘皮一兩　大黃二兩　朴硝二兩

右三味，以水一大升，煮至小升，頓服，即消。

食膾多不消，結爲癥病，治之方

馬鞭草

右一味，搗汁飲之。或以薑葉汁，飲之一升，即消。又可服吐藥吐之。

食魚後食毒兩種煩亂，治之方

橘皮

---

[1]　雞　《金匱要略·禽獸魚蟲禁忌并治》作"鴨"。

[2]　膾　通"鱠"。《千禄字書》"膾，通鱠。"

濃煮汁，服之即解。

食鯸魚中毒方

蘆根

煮汁服之，即解。

蟹目相向，足斑目赤者，不可食之。

食蟹中毒治之方

紫蘇

煮汁，飲之三升。紫蘇子〔1〕搗汁飲之，亦良。

又方

冬瓜汁，飲二升。食冬瓜亦可。

凡蟹未遇霜，多毒，其熟者，乃可食之。蜘蛛落食中，有毒，勿食之。凡蜂、蠅、蟲、蟻等集食上，食之致瘻。菓子生食，生瘡。菓子落地經宿，蟲蟻食之者，人大忌食之。生米停留多日，有損處，食之傷人。桃子多食，令人熱，仍不得入水浴，令人病淋瀝、熱病。杏酪不熟，傷人。梅多食，壞人齒。李不可多食，令人臚脹。林禽不可多食，令人百脈弱。橘柚多食，令人口爽，不知五味。梨不可多食，令人寒中，金瘡、産婦，亦不宜食。櫻桃、杏多食，傷筋骨。安石榴不可多食，損人腹。胡桃不可多食，令人動痰飲。生棗多食，令人熱渴氣脹，寒熱羸瘦者，彌不可食，傷人。

食諸果治之方

豬骨燒過

右一味，末之，水服方寸匕。亦治馬肝、漏脯等毒。

木耳赤色及仰生者，勿食。菌仰卷及赤色者，不可食。

食諸菌中毒悶亂欲死治之方

人糞汁飲一升　土漿飲二升

---

〔1〕　子　原脫，據《金匱要略·禽獸魚蟲禁忌并治》補。

大豆煮汁飲之。服諸吐利藥，並此。食楓[1]柱[2]菌而哭不止[3]，治之以前方。其食野芋，煩毒欲死，治之以前方。其野芋根，山東人名魁芋。人種芋，三年不收，亦成野芋，並殺人。

蜀椒閉口者，有毒，誤食之，戟人咽喉，氣病欲絕，或吐下白沫，身體痹冷，急治之方

肉桂煎汁飲之，多飲冷水一二升，或食蒜，飲地漿，或濃煮豉汁飲之，並解。

正月勿食生蔥，令人面生遊風。二月勿食蓼，傷人腎[4]。三月勿食小蒜，傷人志性。四月、八月勿食胡荽，傷人神。五月勿食韭，令人乏氣力。五月五日勿食一切生菜，發百病。六月七日勿食茱萸，傷神氣。八月、九月勿食薑，傷人神。十月勿食椒，損人心，傷心脈。十一月、十二月勿食薤，令人多涕唾。四季勿食生葵，令人飲食不化，發百病。非但食中，藥中皆不可用，深宜慎之。時病差未健，食生菜，手足必腫。夜食生菜，不利人。十月勿食被霜生菜，令人面無光，目澀，心痛，腰疼，或發心瘧。瘧發時，手足十指爪皆青，困委。蔥韭初生芽者，食之傷人心氣。飲白酒，食生韭，令人病增。生蔥不可共蜜食之，殺人，獨顆蒜彌忌。棗合生蔥食之，令人病。生蔥和雄雞雉白、犬肉食之，令人七竅經年流血。食糖蜜後，四日內食生蔥韭，令人心痛。夜食諸薑蒜蔥等，傷人心。蕪菁根多食，令人氣脹。薤不可共牛肉作羹，食之成瘕病，韭亦然。蓴多病，恐是食字。動痔疾。野苣不可同蜜食之，作內痔。白苣不可共酪同食，作䘌蟲。黃瓜食之，發熱病。葵心不可食，傷人，葉尤冷，黃背紫莖者，勿食之。胡荽久食之，令人多忘。病人不可食胡荽及黃花菜。芋不可多食，動病。姙婦食薑，令子餘指。蓼多食，發心痛。蓼和

---

〔1〕 食楓 原脫，據《金匱要略·果實菜穀禁忌并治》補。

〔2〕 柱 原作"牲"，據《金匱要略·菓實菜穀禁忌并治》改。

〔3〕 止 原作"失"，據《金匱要略·果實菜穀禁忌并治》改。

〔4〕 腎 原脫，據《金匱要略·果實菜穀禁忌并治》補。

生魚食之，令子奪氣，陰核[1]疼痛。芥菜不可共兔肉食之，成惡邪病。小蒜多食，傷人心力。

食躁或躁方

豉，濃煮汁，飲之。

鉤吻與芹菜相似，誤食之殺人，解之方

薺苨八兩

右一味，水六升，煮取二升，分溫二服。鉤吻生地，旁無他草，其莖有毛，以此別之。

菜中有水莨菪，葉圓而光，有毒，誤食之，令人狂亂如中風，或吐血，治之方

甘草，煮汁，服之即解。

春秋二時，龍帶精入芹菜中，人偶食之爲病，發時手背腹滿，痛不可忍，名蛟龍病，治之方

鞕糖二三升

右一味，日兩度服，吐出如蜥蜴三五枚，瘥。

食苦瓠中毒治之方

梨根，煮汁，數服之，解。

扁豆寒熱者，不可食之。久食小豆，令人枯燥。食大豆屑，忌噉猪肉。大麥久食，令人作癬。白黍米不可同飴蜜食，亦不可合葵食之。荍麥麵多食之，令人髮落。鹽多食，傷人肺。食冷物，冰入齒。食熱物，勿飲冷水。飲酒食生蒼耳，令人心痛，夏月大醉汗流，不得冷水洗著身，及使扇，即成病。飲酒大忌灸腹背，令人腸結。醉後勿飽食，發寒熱。飲酒食猪肉，臥秫稻穰中，則發黃。食飴糖飲酒，大忌。凡水及酒，照見人影動者，不可飲之。醋合酪食之，令人血瘕。食白米粥，勿食生蒼耳，成走疰。食甜粥已，食鹽即吐。犀角筯攪飲食沫出，及澆地墳起者，食之殺人。

飲食中毒煩滿治之方

苦參三兩　苦酒一升

---

[1]　核　原作"咳"，形近之誤，據《金匱要略·禽獸魚蟲禁忌并治》改。

右二味，煮三沸，三上三〔1〕下，服之吐食出，即差。或以水煮亦得。又犀角湯亦佳。

貪食食多不消，心腹堅滿痛，治之方

鹽一升　水二升

右二味，煮令鹽消，分三服。當吐食出，便差。

礬石生入腹，破人心肝，亦禁水。商陸以水服，殺人。葶藶子傅頭瘡，藥成恐是氣字。入腦，殺人。水銀入人耳及六畜等，皆死，以金銀著耳邊，水銀則吐。吐，疑是出。苦練無子者，殺人。

凡諸毒，多是假毒以損元。知時，宜煮甘草、薺苨汁飲之，通治諸毒藥。

---

〔1〕　三　原脱，據《金匱要略·果實菜穀禁忌并治》補。

方名索引